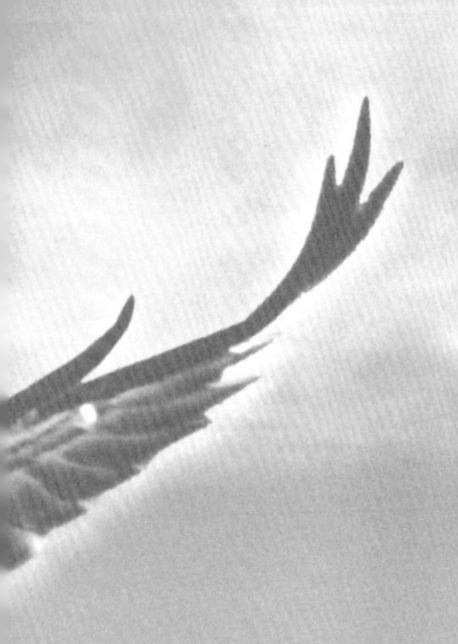

大展好書　好書大展

品嘗好書　冠群可期

大展好書　好書大展

品嘗好書　冠群可期

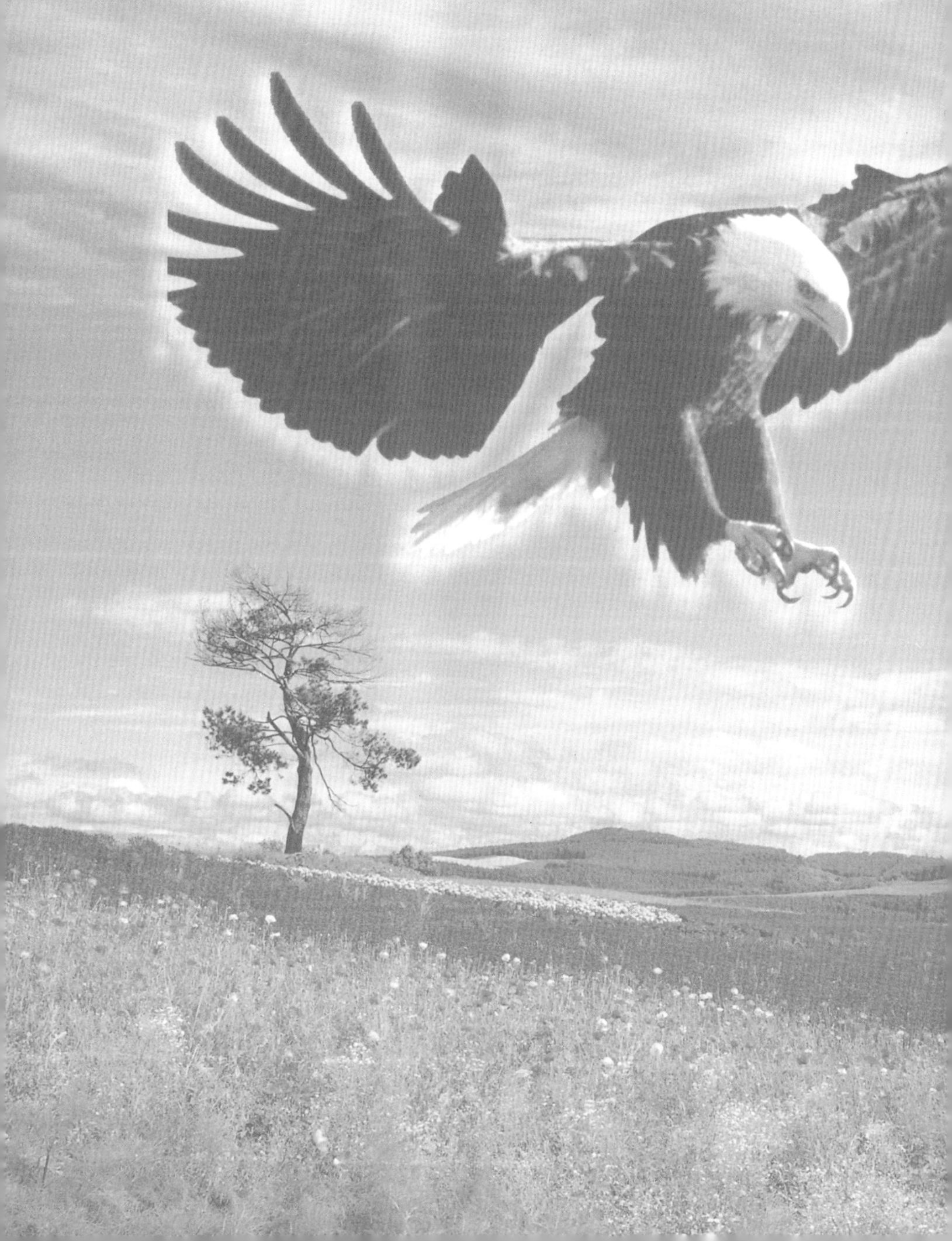

Health

健康加油站49

藥膳健康久久

柳達棨　主編

大展出版社有限公司

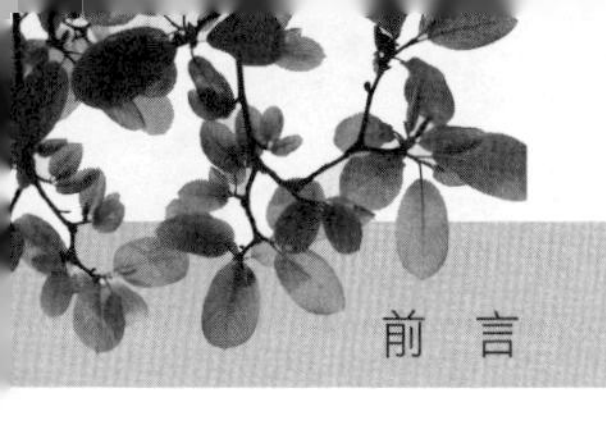

前言

自古認為「藥食同源」，從某種程度而言，食物是沒有副作用的藥物。唐代名醫學家孫思邈指出：「夫為醫者當須先洞曉病源，知其所犯，以食治之，食療不癒，然後命藥。」因此，高明的醫生治病，首先重視食療，其次才是藥物治療。

把食物和天然藥物融為一體，利用其共同作用來防病治病的一種方法，可謂一種特殊的食品，類似食療，又不同於食療，有藥療的效果，又不同於藥療的苦口難嚥，這就是「藥膳」。

隨著時代的進步，人們對某些食物的成分和作用，又有了新的認識和研究。因而藥膳可說是一門古老而又新興的學科。「藥膳」是自古就流傳下來的，不但能改善體質，還能保持身體的健康。作為藥膳的「材料」不但容易買到，而且價格便宜，美味又可延年益壽。

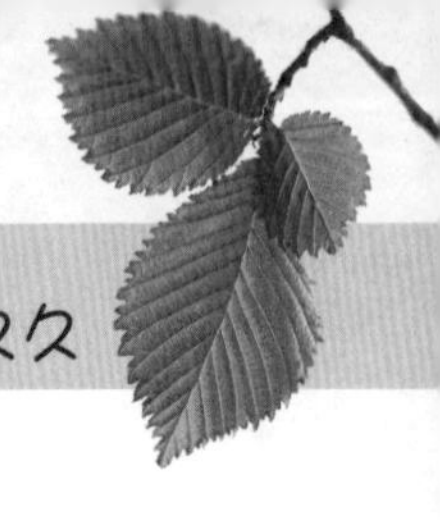

藥膳，是把食物和天然藥物融為一體，利用其共同作用，來防病治病的一種方法，可謂一種特殊的食品。藥膳兼有食療、藥療的雙重優點，使食借藥之力，藥助食之功。沒有良藥苦口之弊，又沒有化學藥品的後顧之憂，可避免產生令人生畏的藥源性疾病，在飽腹樂口之中達到防病祛疾之效。

近年來，由於廣泛使用化學藥物，給人們健康帶來了副作用及危言，因而「反璞歸真」，從自然界中尋找防病治病，延年益壽的藥物，避免產生藥源性疾病，便成為醫家和人們共同追求的新目標。

有鑒於此，我們搜集整理了歷代食療養生、藥膳保健，編寫了這本《藥膳——使您更健康》，本書以實用為重，並在理論上加以闡明，內容包括：藥膳為什麼有效、有效的食療藥膳、日常食品的使用和功效、能提高藥膳效果的中藥等四章。旨在使更多的人，輕易掌握應用之法。足不出戶就能以食防病、選方療疾、擇膳養生，進行食養食療有所幫助，進而不斷提升自身的健康水準。

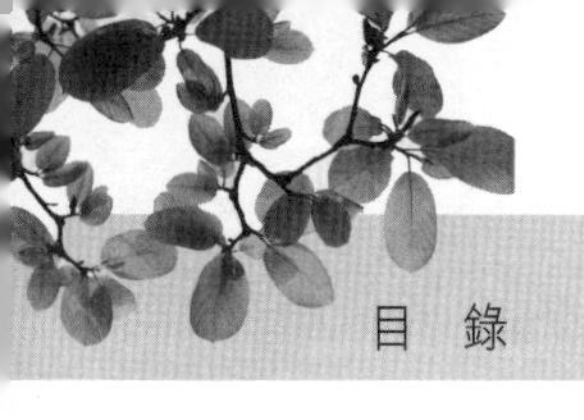

目　錄

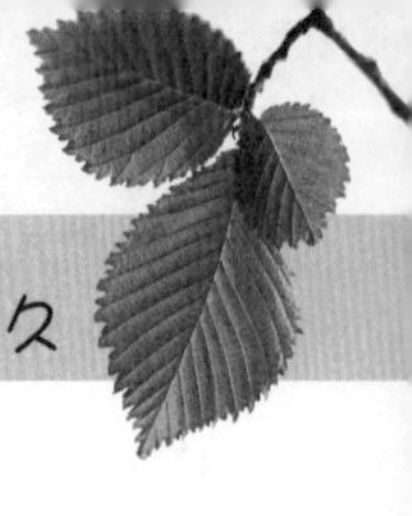

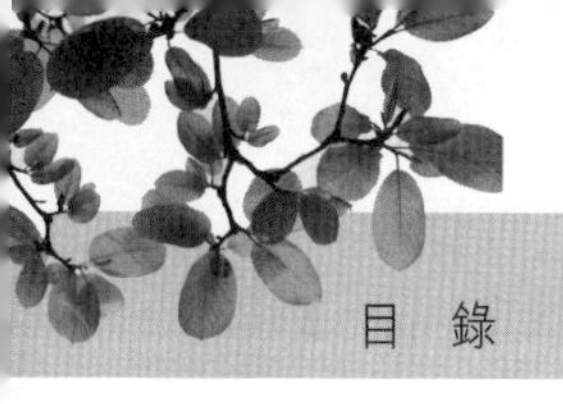

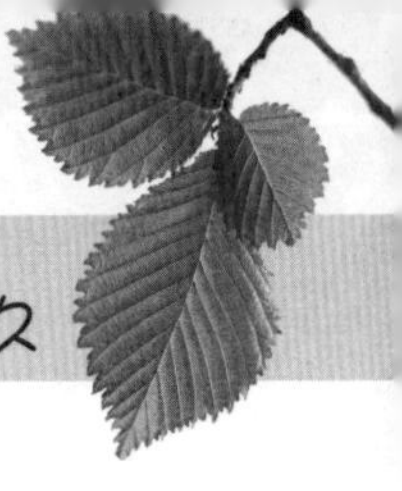

穀豆類

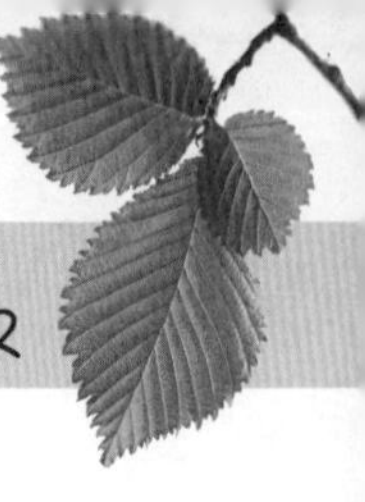

肉類、魚類

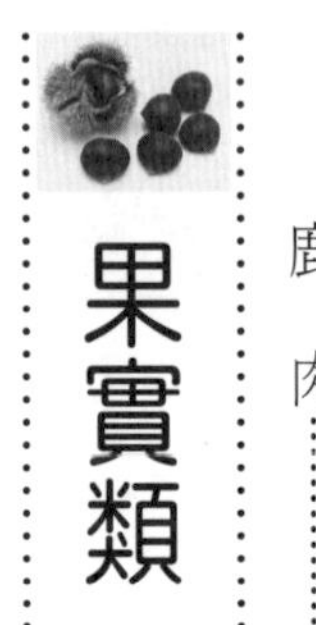

果實類

第一章　藥膳為什麼有效

——長久歷史所培養的傳統營養學的優秀智慧

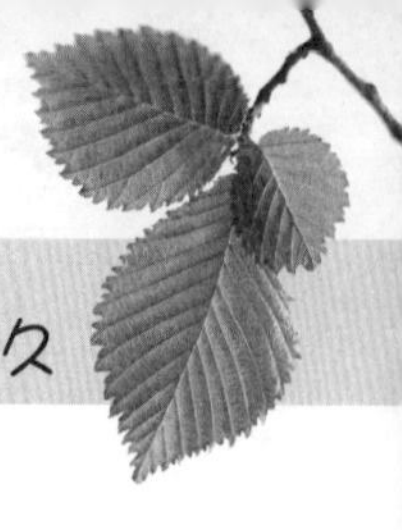

● 既然要走路，最好用兩隻腳

現代營養學對人類的健康、平均壽命的延長，和體力的增加等方面有很大的貢獻，可是，現代營養學並非完美無缺的，因為它只不過有二百年的歷史，所依據的人體實驗理論的年數太短，有時候理論上很正確，但過了一段時間以後會有錯誤，有的理論本身在繼續研究時發生改變。

的確，現代營養學對人類和社會有很大的貢獻，卻不見得百分之百的正確，現代營養學有它偉大之處，很難用語言形容。不過，本書所介紹的傳統營養學，也很偉大並具有吸引力，希望大家了解，「既然要走路，不要只用一隻腳，兩隻腳一起用不是更好嗎」？

得到兩種營養學的知識，不但有利無害，反而增加知識的完整性，傳統營養學是古代祖先所傳下來的智慧，生於現代的我們有了解的義務，也可用在治療疾病方面，使病情減輕或痊癒。

●祖先傳下的「保持健康的智慧」

中國黃河中游一帶的高原地區，被人稱作長壽村，因為八十歲的壽命在這裡是平常的壽命，活到一百歲以上的人很多，卻顯得很有精神且身體強壯，同時他們也沒有受過現代教育，不知道什麼是現代營養學，也不知道什麼是蛋白質，什麼是維他命，醫療設備自然也很缺乏，經濟更是貧困。

在飲食方面，主食是小麥、玉蜀黍和雜糧，小麥是上等的糧食，只有在過節時，才有百分之百用小麥做的麵包和饅頭。此外，這裡的蔬菜都很新鮮。

雖然如此，他們所懂得的營養學知識遠超過專家。

市場每逢五號開市，豬肉只把皮剝掉而不切成片，一律採用吊式，村人用手指壓肉或用鼻嗅，仔細觀察後又不斷詢問肉販。

村人表示，輕壓豬肉的彈性、嗅其味道和觀豬毛的顏色，便可了解豬隻的好壞，他們對營養學的了解，和我們就是不一樣。村人還表示，吃豬肉的方法是從

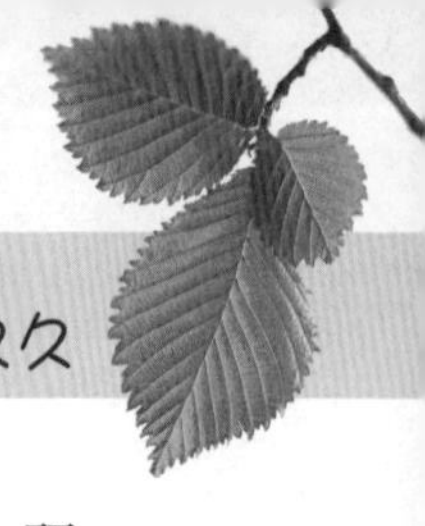

頭到尾都要吃，豬腦能治療目眩，豬尾巴可醫治小孩流口水，由此可見，他們對動物各部位的功能十分了解。

他們也很了解各種蔬菜和穀物，對什麼疾病有什麼作用和好處，不只是動物的肉，連蔬菜的葉及根都加以利用，把食物全部吃下去，就能保持均衡的營養且不傷身，最令人佩服的是，幾乎全部的村人都了解這些營養知識。

雖然長壽村的人沒有現代營養學的知識，可是大家都精通祖先所傳下來的營養學，而且流傳給後代，並應用在保持健康和疾病上，就是因為應用得很好，才有這麼多百歲以上的人，由此可見此地病人稀少。

●古代的最高位醫生是「食醫」

自古流傳下來的有關食物料理法，其書的種類約有一千種。從古時的醫事制度能夠了解，古代中國對飲食生活的重視。

周朝把所有與醫療有關的人分成四類，分別是食醫、疾醫（內科醫）、瘍醫

（外科醫）、獸醫，其中食醫佔在第一位。

食醫的任務是要照顧皇帝的食物，依照皇帝的健康狀況來做各種的食事指導。即是平時要預防，不使疾病產生，所以，對於日常生活的飲食要加以考慮，這種想法在當時很普遍，因此，食醫在醫療關係中占第一位。

令人驚訝的是，中國各朝代帝王的飲食資料全被保存下來，從這些資料中可以得知，帝王每日的菜單、食慾及胃腸狀況。

即使對方是皇帝，也要嚴格管理，這是食醫的任務，也是他的權利。我們對傳統營養學應該要有信心，它是值得信賴的。

漢光武帝時，馬武將軍為一卓越武將，有一次在夏天的作戰中，他趁勢展開追擊戰，不知不覺中追到人煙全無的荒野。能吃的東西都吃完了，由於長久的作戰，兵馬均疲憊不堪，紛紛倒下，其餘的因喝太多水而使得肚子腫大，後來，連馬匹的便溺中都含有血。

當然，情況非常的危急，這時，馬武將軍的一位忠實部下馬丁，有了重大發現，並不是每匹馬的小便中都含有血，尿中無血的馬都是在戰車前，而且他們喜歡吃像豬耳朵般的雜草，於是立刻報告馬武將軍，馬武將軍聽到之後，叫大家把戰車前的雜草收集起來，然後煮成湯飲用。喝了以後，大家都變得很有精神，終於安全凱旋歸來，從此以後，就稱這種雜草為「車前草」。

春秋戰國時代，一本代表中醫的古醫學書《素問》誕生了，其中一篇名為「告戒」的文章，提出一些警告。警告中有關於鹽的部份是這樣的：

①鹽不要吃得太多，否則血管會硬化，血液無法流暢，膚色也會改變。

②患有血液病（循環性疾病）的人，不要吃太多的鹽。

③有心臟病的人，嚴禁吃鹽。

《素問》所提出的告誡，正是現代醫學和營養學所提出的警告。後來，十一世紀的元朝曾出版一本《飲食須知》，其中對鹽有以下兩種論斷，一是鹽和浮腫有關，一是鹽和氣喘有關。

紀元前四世紀到紀元十一世紀是一段漫長的歲月，學者有充分的時間來討論，因而產生以上兩種論斷。

傳統營養學的偉大之處，就是在於它能在長久歲月之後依然存在，換句話說，長久歲月之後所遺留下來的，必是真正具有效果的，更進一步說，現代營養學並沒有具備傳統營養學的長處。

傳統營養學越深入研究、越努力實行，不論在理論或實行效果上，都會出現良好的成績，對於這些祖先所流傳下來，且無法替代的寶貴知識，希望人們能多加以利用，相信對健康有莫大的幫助。

●「疾病可靠食物來醫治」的思想

食物和健康、食物和疾病，有很密切的關係，這種思想以中國人最為強烈。中國最古的一本有關藥草方面的書，就是《神農本草經》，書中記載食物和藥物並沒有分開，可以一齊服用，無毒性且對身體有益的是上品，毒性小或無毒性，但有藥味的是中品，毒性強且能治病的是下品。

十六世紀的明朝人李時珍，著有世界聞名的《本草綱目》五十二卷，總共花了三十年的時間，他到山林探訪，並在田野栽培藥物，且非常重視實地調查，又

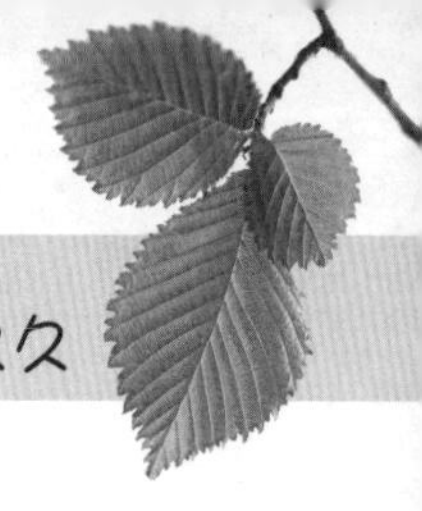

閱讀許多古書，才完成這一本偉大的著作。

書中收錄二千一百種的食品和藥物，對每一種的性質、效用、適應症、禁忌、使用量和作法都有詳細的記載，就連現在日常生活中的食物也收錄在裏面，換句話說，完全沒有食物和藥物的分別，都可作為治療疾病的材料。

一般的民間醫生採取藥草時要用鼻子聞一聞，最好的方法是用舌頭品嚐，這也是鑑別藥物的最重要方法。

鑑別最好的部位是根，用舌頭嚐嚐根的味道，如果有甜味，表示可做為食物，也有滋養的作用；若是很苦，表示有消炎殺菌的作用；味辣的，對治感冒有效，嚐起來像山椒一樣辣的，可治療神經痛，倘若是普通的辣和山椒的辣，表示毒性很強。

自古以來，人們就是採用這種方式，要辨別物質對身體發生的作用，一定要含在口中嚐一嚐。

能促進健康又可治癒疾病的食物最好，由此可見，自古的「藥食同源」思想非常強烈。

唐代名醫孫思邈在他所著的醫學書《千金要方》中的食治篇提到，欲保持健康，食物最為重要，他說：「治療疾病應先採用食物療法，無效，再使用藥物。」

紀元前五世紀的醫聖扁鵲，也曾堅持這個想法，他說：「君子有病，必以食物療之，若無效，方使用藥物。」

想擁有健康，飲食比什麼都重要，因此，在治病前應優先考慮食物療法。

你可以拿著處方到餐廳，請廚師根據處方做出漢方料理，如果沒有處方，就在早晨五點起床到藥膳餐廳吃長壽食，也就是吃茯苓饅頭和銀耳湯。

●同樣的食物有人吃後見效有人無效

傳統營養學和現代營養學的想法不同，傳統營養學有它理論的根據，食用藥膳時，一定要根據其理論所交待的方法，否則不但無效，反而有害，現在介紹一個代表性的例子。

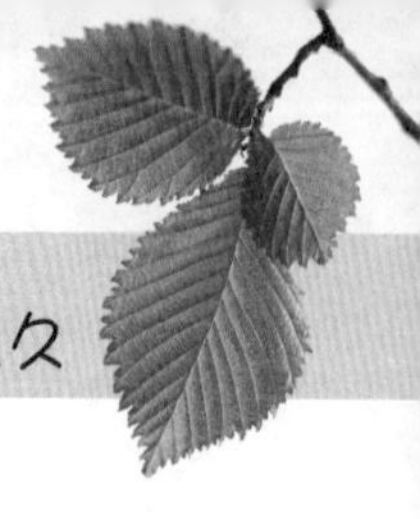

一位二十八歲的男性，新婚不久，竟發現性無能，雖然接受各種治療，但都沒有用，為此，他非常煩惱。

他的一位朋友，建議他採用鹿肉的食物療法，以前這位朋友也是為性無能煩惱，吃了鹿肉後，病情完全好轉，所以，充滿信心的向他推薦。

因此，他買來鹿肉，每天滿懷期待的吃二百克，二個星期以後，卻出現燥熱的現象；燥熱就是精神不安、稍微發熱和失眠，當然，性無能也沒有治好。

又吃了一個星期後，開始脫毛且流鼻血，他心中十分害怕，就到中醫醫院找醫生。

醫生檢查完畢以後，表示嚴禁他吃鹿肉，為什麼呢？因為他現在的身體狀況是眼睛乾燥、臉紅、有一點發燒、尿量少和便秘，這種現象就是中醫學上所謂的「熱症」。

依照傳統營養學的原理，這位患者應該要食用性質為「寒」的食物，因為在傳統營養學中，鹿肉含有「熱」的性質，熱症的患者若是食用含有「熱」性質的食物，豈不是火上加油，疾病怎麼會好轉呢？

同樣的疾病、同樣的肉，卻因各人體質不同而有不同的反應，帶「寒」性質的有豬、鴨、鼈等。

採用食物療法之前，要先了解患者的體質、病狀和病情等等，做一個綜合的診斷，再決定如何治療。若只知因性無能就吃能壯陽強精的鹿肉，結果不但對病情毫無幫助，反而產生反效果。

很久以前，鄰接的兩國發生戰爭，一國輕易的被打敗，於是，有人逃到山中，因為山勢陡峭，所以敵人無法乘勝追擊，但是包圍住整座山，想把山中的士兵困死，八個月以後，傳說山上有很多士兵餓死，剩下的人也都奄奄一息，山下的士兵聽到以後，就放鬆戒備，夜夜飲酒作樂。

突然某一天晚上，出現吵雜的聲音，原來是躲在山中的士兵前來偷襲，山下的士兵因為軍心鬆懈，終於被打敗，從此，山中的人民過著和平的日子。

困守山上八個月，糧食都用盡了，為什麼還能反敗為勝？原來有一名為飢餓所苦的士兵，逼不得已，只好挖草根來吃，不料草根的味道相當好，而且有提神作用，消息傳出，所有的士兵和馬匹一起吃草根，並等待反攻的日子。

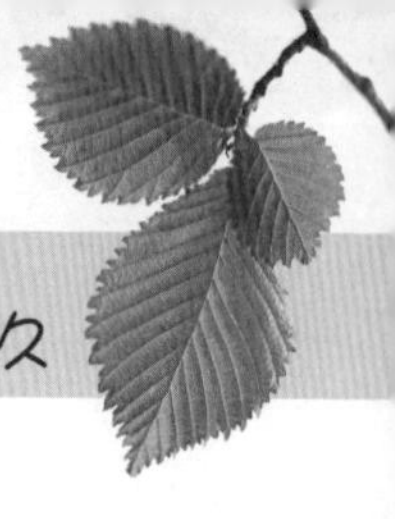

之後，舉行戰勝慶祝會，大家都認為第一功臣就是山上那些草根，為不使後人遺忘草根名，又因在山中受困時遇到，故命名為「山遇草」，後世變成山藥，流傳至今。

●提高治療效果所適用的「寒、熱」和「虛、實」原則

使用食物治療的目的是為了除掉病因，使人的身體狀態和精神恢復正常，所以要選擇適當的方法，並且遵守原則。

中醫學上的「八綱辨症」，即是為了確立治療的方針而定出「陰、陽」、「表、裏」、「寒、熱」、「虛、實」等八症，根據這八症引出治療的原則。

疾病可以分成「陰症」和「陽症」兩大類，依其位置分為「表症」和「裏症」，依其性質分為「寒症」和「熱症」，依其病情分為「虛症」和「實症」。

分析八症，把握疾病的狀態，再作治療。

「陰、陽」和「表、裏」對專家而言，自然不是難事，可是對一般人來說，

卻是複雜而且理論很多，在此就不多談了。

其次，要介紹的是「寒、熱」和「虛、實」等四症治療的目標，只要好好運用，就能產生良好的效果，這四症在治療上也是相當重要的。

中醫有關食物的書籍，首先都會介紹食物的性質（性味和氣味），譬如食物有熱性和寒性、溫性和涼性。

這些表示食物進入體內後會發生什麼作用，假使想保持體溫，就攝取溫性或熱性的食物，若是想使身體發生冷作用，就攝取寒性或涼性的食物，熱、溫、寒和涼都只是程度上的問題，所以，把食物大致分成熱和寒就可以了。

前文所言的鹿肉，和羊肉、鰻魚、蛇肉，吃下以後會在體內產生熱作用，另一方面，吃下豬肉、鴨肉、鼈肉和螃蟹會在體內發生冷作用。

蔬菜、水果、韭菜、橘子和紅豆都是熱性；茄子、黃瓜、梨、紅柿和西瓜屬寒性，但是，生的白蘿蔔是寒性，煮、炒後就變成溫性。

所以，治療時要利用食物的性質，是屬「熱症」或「寒症」要搞清楚，治療才會有效果。

譬如感冒的症狀有頭痛、鼻塞和身體衰弱，加以仔細診斷又可分為兩種，一種是身體發燒、口渴、尿量少和尿呈黃色；另一種是寒冷、口渴、尿量多和尿色透明，前者屬熱症，後者屬寒症。

熱症要用帶有寒性的食物治療，譬如菊花飲料即屬寒性（裝在藥瓶中，煮熱後使其冷卻）。

治療寒症感冒，可用帶有熱性的蔥和薑煮成稀飯。

「虛、實」是診斷疾病的重要依據。一般而言，身體健康的人屬「實症」，身體衰弱且長久生病的人屬「虛症」。

許多人在治療疾病時，不知道中醫的理論和原則，或是忽略了，而使用相反的方法治療，就像前文所言那位性無能的青年，使用了錯誤的治療方法，就是一個典型的例子。

中醫上有「外邪實」和「正氣虛」的名詞，邪氣從外部侵入體內，若是邪氣很旺盛就是外邪實。正常的身體其生命活動及新陳代謝都很良好（是謂正氣）。若是虛弱就是「正氣虛」。所謂的健康就是正氣和邪氣有無均衡。

因此，實症用瀉，虛症用補，這是最好的方法，實瀉和補虛是中醫上的治療要點。

食物和藥物要依照各人的體質，及寒、熱、補和瀉來使用。

藥物之中最受大眾歡迎的就是人參，但是不能隨便服用，否則會有危險。

人參是一種補藥，若是身體沒有虛症，就沒有必要進補。實症的人，倘若平時有好好照顧身體，並排出多餘水份，就能促進消化，只要用便宜的藥就可以。

然而，實症的人多為富豪人家，他們怎會滿意便宜價格的藥物，非得購買高價藥物不可。

因此，醫生在處方中，大多放入做為補藥用的高價人參，實症的人想滋補身體，卻因此造成身體營養不均衡而發生危險，所以，醫生使用「瀉」的方法，在處方中加上蘿蔔種子（萊菔子），這樣一來，人參就失去作用了，也就不必擔心有什麼副作用，同時由於處方價格高，富豪反而高興。

要是一不小心，漏加萊菔子，說不定會使富豪喪命。清朝名醫葉天士曾說：「藥物誤用，即成毒藥。」

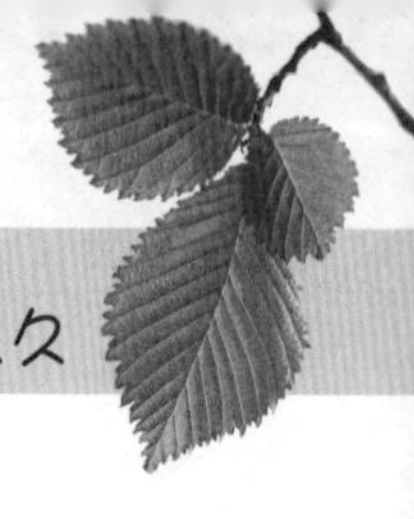

想要治好身體疾病，藥物價格的高低並不是很大的問題，而是要依據傳統營養學的理論、原則和「寒、熱」、「虛、實」來決定治療方法，才會有效，這也是本書一直強調的。

●「胃氣盛則病退」「胃氣弱則病進」

傳統營養學是根據中醫學的理論，以不傷害「消化吸收功能」為主，並且依「寒、熱」、「虛、實」決定治療方法，使身體維持均衡，最好是能增進消化吸收功能。

中醫學認為，人有呼吸、思考、情緒、生殖和消化吸收等五種生理機能，其中消化吸收機能又稱做「後天之本」，也就是生下來後才有的生命根本。其他四種機能都是以消化吸收為基礎。由此可知，消化吸收的重要性。中醫師看病時，對患者的食慾和胃腸狀態都很注意。

中醫的基本古典醫書《素問》曾有「胃氣盛則病退」、「胃氣弱則病進」、

「胃氣絕則不治」等記載，胃腸情況良好，自然無疾病，胃腸衰弱則百病叢生，胃腸完全喪失機能，就沒有生存的希望了。

所以，治療疾病時：

①不要傷到消化機能，即使效果良好也不能使用毒性強的藥物。

②不要限制太嚴，而有偏食的現象。

這些在食物療法中都是很重要的原則。

有一位七十五歲的老人，因目眩、頭痛和耳鳴而到醫院檢查，醫生檢查的結果是患有高血壓和心臟病，因而嚴禁攝取鹽、酒和吸菸。

他完全依照醫生的指示，不料身體反而衰弱，二個星期以後，他躺在床上無法起床。

於是，老人找中醫診斷，醫生告訴他：「您不必吃藥，每天的飲食就照我的指導，除此以外的食物，您想吃什麼就吃什麼。」漸漸的，老人食慾越來越好，身體終於康復。

這是因為老人的飲食習慣已持續幾十年，一旦變更又受到嚴格限制，身體因而衰弱，而且嚴禁菸酒，更引起壓力感，終於產生壞的結果。

先前的醫生只注意患者的血壓和心臟，卻沒有顧慮到全身，嚴格的限制對血壓和心臟或許是有益，卻造成食慾不振和消化吸收機能衰退，以致身體無法保持均衡。

傳統營養學最重要的，就是要保住消化吸收機能，這是相當重要的，藉著食物來強壯身體，才能抵抗疾病，食物療法的目的也就在這裡。

為了提高消化吸收機能，就要避免對消化器官產生不好的影響，其一就是情緒不安，即精神的不穩定。

不管在傳統營養學方面受過再好的指導，假使出現有害消化器官的影響，就會使情況惡化；譬如夫妻吵架，彼此情緒惡劣，使得食慾不振，這樣一來，自然會影響健康。

「思傷脾」就是思慮過多而傷害到脾，進一步使消化機能也蒙受傷害，在中醫學說上，五臟六腑中的脾和胃關係密切，兩者有互助作用，因此，脾受到傷害，胃的機能也會衰退。

還有性交過多，也會使消化機能衰退。中醫學上有很多不使精力衰退的菜單，雖然如此，仍然要注意不要過分使用精力。

性行為過多會表現在耳朵，若是耳朵乾燥、帶淡黑色、耳鳴和聽力差，即是性能力的減退信號。除此以外，還表現在腰部及牙齒，性交以後，腰部和牙齒會有痠痛的現象，口中也會出現蛀牙。

這一切都可以使用食療法，精力不要排泄的過多，否則會使消化吸收機能衰退，所以，接受食療法時，要避免產生壞的影響。

●自古以來為人所公認的藥酒效果

《本草綱目》記載：「酒，許久才用它時，幾乎所有的人會得病，此物損益兼備，用之不可不慎。」但酒並非自己有毒，只是飲用量的問題。因飲法的不同，它可以成為「百藥之長」，也可成為「百害」。

傳統營養學的文獻中，有很多關於藥酒的記載，總共約有兩千種，本書也要

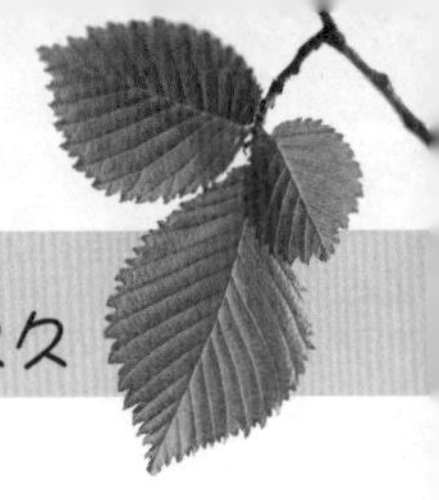

介紹幾種藥酒。

酒對身體的功用，自古就有很高的評價，主要有三種功用，其一是促進血液循環，其二是增進食慾，其三是有助發揮藥效。

喝酒能使血液循環良好，身體感覺溫暖，所以把酒和中藥配合做成處方。漢方的基本醫書《金匱要略》中有介紹栝蔞薤白白酒，就是把栝蔞實（黃烏瓜的種子）和薤白（辣韭）浸在酒中煮。

這種處方對狹心症和心臟病很有效，還可以治療手腳寒冷、肩膀痠痛、關節炎、神經痛和麻痺，說也奇怪，單單是栝蔞實和薤白效果並不好，一旦和酒一起服用，效果就相當好。

腦貧血或失神狀態時，用白蘭地酒或紅葡萄酒有效；開始感冒時，如果飲蛋酒，可以暖活身體，且發汗解熱作用，消除感冒。

此外，蛋酒對年老精力衰退的男性能使之恢復男性機能。所以，蛋酒不僅是治療感冒的妙藥，也是強精藥。

適量的飲酒能刺激胃部促進消化液的分泌，具使大腦麻痺的作用而易熟睡，使精神爽快、鬆散身體。與普通飲酒法稍不同，以健康為主，而做的酒即成為藥酒，藥酒必須適量來飲，才能增進健康，發揮功效。

藥酒的最大好處就是能發揮藥效，也就是利用酒使身體吸收藥的成分，栝蔞薤白白酒就是一種藥酒。

最重要的一點就是酒能增進食慾，傳統營養學認為要治療疾病，就要增進食慾來提高消化吸收機能，而最好的方法就是利用酒。

飲酒要注意以下三點，一是不要暴飲，二是喝前先吃一點食物，三是喝醉以後不要有性行為。

酒以「少飲為佳」，酒量少才會對身體有好處，喝前先吃一點食物就不會傷到胃腸，喝酒後有性行為會使身體衰弱，所以酒的喝法很重要。

●十名百歲翁和十種長壽方法

有一名中年旅客在海邊散步，前面走來十人，仔細一看，都是超過一百歲的

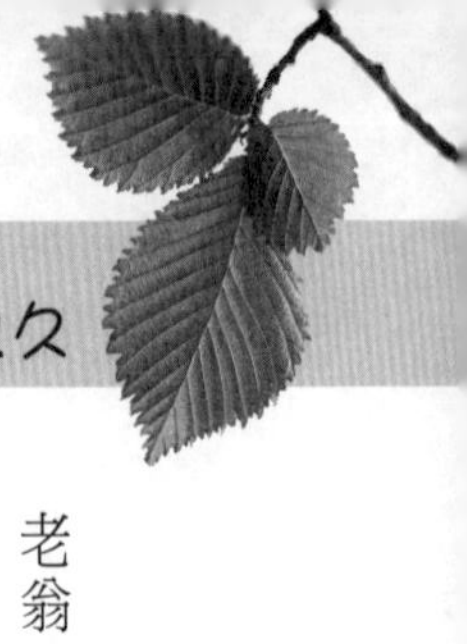

老翁，然而看起來卻非常年輕，每一個人都笑口常開，中年旅客立刻跪在他們的面前問道：「請告訴我，要怎麼樣才能像你們這麼長壽？」

第一個老翁捏一捏鬍子說：「我不喝酒也不抽菸。」

第二個老翁笑一笑說：「我飯後一定要散步。」

第三個老翁點點頭說：「我的食物都很清淡。」

第四個老翁在地上敲敲拐杖說：「我已經有好久的時間不坐車了。」

第五個老翁整理一下衣服說：「我自己的事我自己做。」

第六個老翁像在說秘密似的：「我每天都做輕鬆的運動。」

第七個老翁揉一揉大鼻子說：「我喜歡呼吸新鮮的空氣。」

第八個老翁摸一摸紅潤的臉說：「我經常做日光浴。」

第九個老翁摸一摸鬍子說：「我有早起的習慣。」

第十個老翁揚起眉毛說：「最好不要有傷心的事。」

十個老翁每人都獻上一句話，「哦！原來您們是這樣保持健康啊！」

第二章　有效的食療藥膳

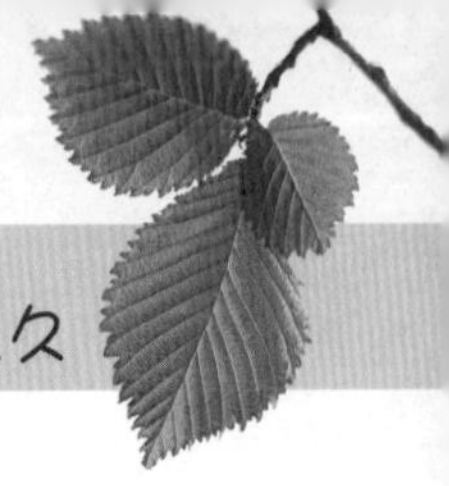

◎藥膳中的藥材，在中藥店很容易買到。

◎不容易買到的藥材，就要事先拜託中藥店購買。

◎對食法沒有特別的指定，一人份就是每天吃一次，或是在一天之中分二～三次服用也可以。

◎料理的作法中，「蒸發蜂蜜中的水分」，這個過程很多，蒸發不能太過分，否則蜂蜜會變成白色。下圖可作為參考。

◎同樣的，做法中也有「把中藥用紗布包起來」，可以事先照圖剪好紗布，要用綿紗線來綁（不可以用塑膠線），紗布還可以反過來用。

用繩子綁起來

10cm

10cm

中藥

先放一些水再放入蜂蜜

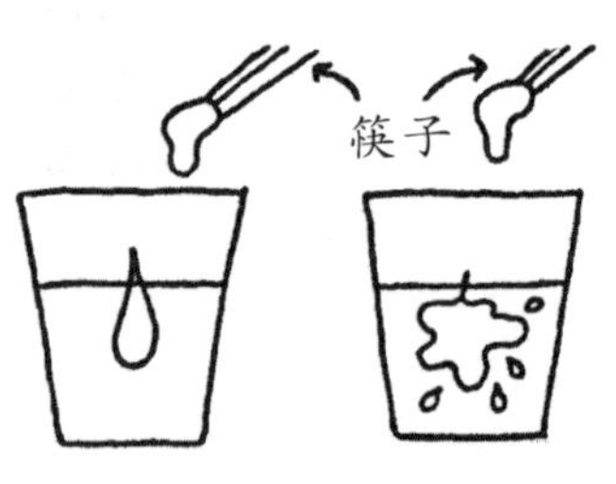

蜂蜜不會散開表示硬度好

蜂蜜散開表示蒸發不夠

治療高血壓的藥膳

高血壓病是以動脈血壓升高，尤其是舒張壓持續升高為特點的全身性、慢性血管疾病。通常是以體循環動脈血壓升高為診斷依據的，一般是指成人收縮壓大於一四〇毫米汞柱，舒張壓大於九十毫米汞柱。

現代醫學中的高血壓病名，在血壓計未發明及普及前根本不存在。可是傳統醫學對類似高血壓病已有很豐富的治療方法，並流傳後世。

其中最受矚目的是金朝（十二～十三世紀）時的傳統營養學理論，那時候，高血壓的症狀有目眩、頭痛和頭暈，書中記載「原因是吃太飽、太好、喝酒和精神疲勞，要先矯正行為，吃藥才會有效，若是沒有矯正，一點用也沒有。」

這個理論和現在的高血壓對策很吻合，只靠降壓劑來降血壓不是根本的解決方法，若是勉強使用藥物來降血壓，會使身體虛弱，一旦停止用藥，反而使血壓比以前更高，因此，降血壓的最好方法就是控制飲食和精神，完全靠自己的力

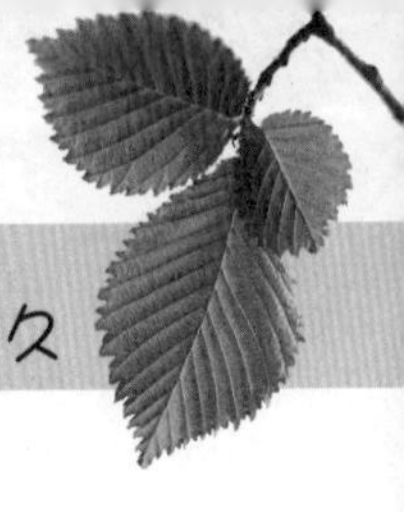

量，使血壓自然下降。

理想血壓為一〇五／七〇～一二〇／七五毫米汞柱，最好不超過一二〇／七五毫米汞柱，達到一三〇／八五毫米汞柱臨界值時要注意清淡飲食。

但是老年人的正常血壓標準可以偏高一點。一般老年人收縮壓比較高，舒張壓高得不明顯，這是由於老年人血管彈性變硬了。

所謂的控制飲食並不是立刻改變，而是慢慢的調整，最重要的是保持食慾，譬如不要馬上減少鹽，另外，要適當的攝取肉和蛋。

芹菜粥

• 清肝泄火，對頭暈，面紅目赤，口苦咽乾的人有效。

【材料】

芹菜二十克，米三十克。

【作法】

①水六百ｃｃ和米，先用武火煮開，再用文火煮二十分鐘。

②芹菜切細放入鍋中，再一次用武火，煮熟後關火，並蓋上鍋蓋五分鐘。

※每天吃一次，吃二十天後休息五天，如此反覆食用。使用的芹菜最好是靠近根的部位。

菊花肉片

• 對頭昏腦脹、火氣大和情緒不穩的人有效。

【材料】

菊花（白色且正要綻放）十克，芹菜一百克，豬肉二百克，木耳五克，豆莢五十克，煮過的竹筍五十克，太白粉適量，調味料Ⓐ（雞骨湯、鹽、砂糖、麻油、胡椒各適量）。

【作法】

①豬肉切細，然後混合太白粉和水。芹菜切成五公分長，放入水中煮。

②麻油先放入鍋中加熱，然後放入①。

③少許鹽和豆莢，放入②。

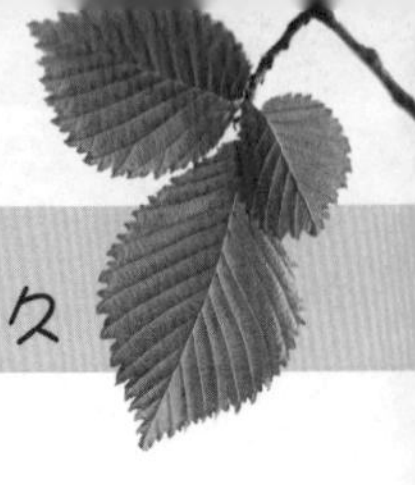

④竹筍和木耳放入③中炒，再放入芹菜，菊花最後加入，再加上調味料Ⓐ。

菊楂粥

• 對頭昏腦脹、火氣大和情緒不穩的人有效。

【材料】

菊花（白色且正要綻放）三克，山楂子五克，米三十克。

【作法】

①山磕子放入鍋中，用文火炒焦，再用缽磨成粉。

②鍋中放水六百ｃｃ和米，先用武火煮開，再用文火煮二十分鐘，然後放入菊花和山楂子，再一次用武火，煮熟後關火，並蓋上鍋蓋五分鐘。

※每天早上食用，二十天後休息三天，如此反覆食用四次。

冰糖燉木耳

• 育陰潛陽，對目眩、耳鳴、失眠多夢，大便乾結的人有效。

【材料】

黑木耳六克，冰糖適量。

【作法】

①黑木耳洗淨，再用水浸泡一宿。

②放鍋內蒸一小時，再加入冰糖。睡前服用。

向日葵母雞

•治療高血壓的宮廷秘方。

【材料】

向日葵全盤二～三蕊，母雞一隻。

【作法】

①母雞去毛及腸肚。

②把向日葵裝入雞腹內，以鍋煮爛，溫服，約三隻即見功效。

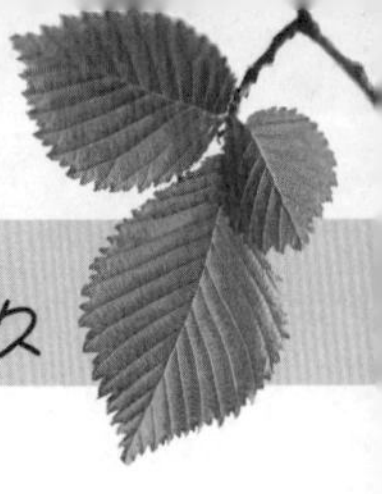

海帶決明粥

•對頭痛、眩暈，勞累則加重或誘發腰痠膝軟的人有效。

【材料】

海帶五十克，決明子三十克，米五十克。

【作法】

①將海帶用溫水發透，取出切成絲。

②決明子用紗布包好，同米一起放入鍋中。

③加水適量，煮沸後改文火慢熬，至粥熟。

※每天一次，常服。

葛根粥

•滋補肝腎，眼花耳鳴，腰膝痠軟，神疲健忘有效。

【材料】

鮮葛根適量，米六十克，沙參、麥冬各二十克。

【作法】

①葛根洗淨切片，與沙參、麥冬經水磨後澄取澱粉，曬乾備用。

②每次用葛根、沙參、麥冬二十克與米煮粥。

※每天一劑，常食。

治療心臟病的藥膳

心臟激烈跳動、喘不過氣和胸痛都是心臟病的代表症狀，中醫學上稱胸部痛苦為「胸痺」。

一般認為病因是吃得太好和精神緊張，因此，一直嚴格限制飲食和鹽，藉以強烈壓制病狀，這就是所謂的「鎮心法」。

最近，傳統營養學重新檢討這種治病方式，認為用緩慢的方法培養體力比較好，這就是「養心法」，也比較盛行，實際上心臟激烈跳動、喘不過氣和胸痛

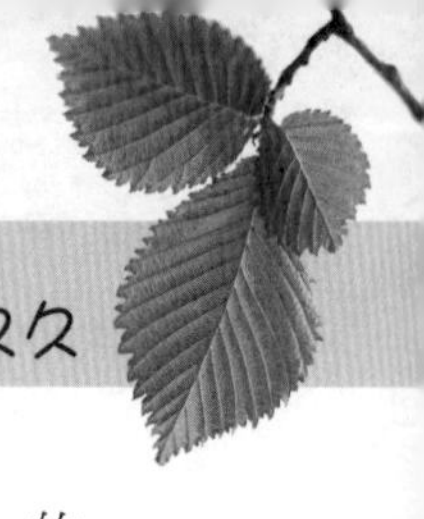

的，多為虛症的人，所以，食用人參、丹參、田七和黃耆有很大的效果。

本書的菜單沒有加上豬心，其實豬心是一種很有效的藥材，古書中曾有記載，豬心中有朱砂（辰砂），可以煮來吃，很多人都使用這個方法，朱砂屬於礦物性的中藥。

治療心臟病不能只靠食物療法，避免緊張也很重要。所謂「心神破裂，心氣虛無」，換句話說，精神和壓力有密切的關係，不論何時，心情要放輕鬆，這是治療心臟病所不可缺少的。

心臟病的四大症狀分別是心悸、呼吸困難、胸口疼痛及水腫。心臟病中較常見的自覺症狀還有痰中帶血、四肢無力、容易乾咳、頭痛、青色症等。

雙人粥

• 尤其對動脈硬化、四肢寒冷和容易疲勞的人有效。

【材料】

人參二克，丹參三克，糯米三十克。

【作法】

①琺瑯鍋中放水七百ｃｃ，人參用紗布包好後也放入鍋中，先用武火煮開，再用文火煮十五分鐘。

②把米和一百ｃｃ的水放入①，煮開後放入用紗布包好的丹參，用文火煮三十分鐘。

③再一次用武火，煮開後取出藥材，並關掉火源，蓋上鍋蓋五分鐘。

※十月至二月，每天一次，利用早上空腹時食用，三月至九月不要服用，烹飪或食用時不能使用鐵製器具，在治療期間也不能飲用茶和咖啡，食用時可飲用一克的田七。

小麥粥

• 對氣陰兩虛的胸悶自汗、舌紅少津、脈細數的人有效。

【材料】

小麥三十～六十克，米一百克，紅棗五枚。

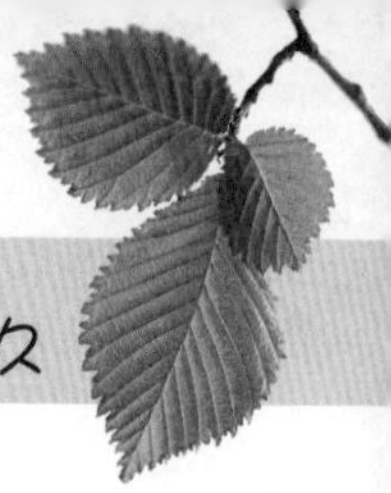

【作法】

①將小麥洗淨後，加水煮熟，撈去小麥取汁。

②再加入米、紅棗同煮。

薤白粥

•對體力良好，但心臟不好的人有效。

【材料】

薤白三克，栝蔞仁三克，甜酒二十ｃｃ，米二十克。

【作法】

①水四百ｃｃ和米，用武火煮開後放入用紗布包好的薤白和栝蔞仁，再用文火煮二十分鐘。

②加上甜酒，再一次用武火煮開後，取出藥材，把火關掉，蓋上鍋蓋五分鐘。

※加入甜酒後立刻關掉火源。十二月至二月，每天早上一次，不要中斷，夏天不可食用。

補虛正氣粥

• 具溫陽利水，對心悸自汗、神疲尿少、下肢浮腫、形寒肢冷有效。

【材料】

炙黃耆三十~六十克，黨參十五~三十克，米一百~一五〇克，白糖少許。

【作法】

①先將黃耆、黨參切成薄片，用冷水浸泡半小時，入沙鍋煎沸。

②改用小火煎成濃汁，取汁後，再加冷水如上法煎取二汁，去渣。

③將一、二煎藥液合併，分二份於每天早晚同米加水適量煮粥。粥成後，入白糖少許，稍煮即可。

冠心膏

• 對心肌梗塞、心臟和體力長久衰弱的人有效。

【材料】

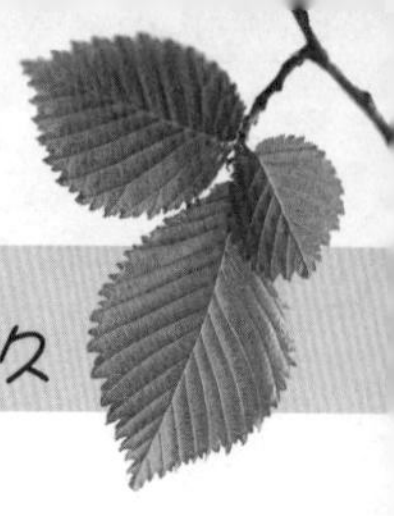

人參六十克，丹參九十克，田七三十克，黃耆九十克，蜂蜜三百ｃｃ。

【作法】

①大的琺瑯鍋內放三公升的水和人參，用水煮開後，再以中火煮十五分鐘。

②把丹參和黃耆放入鍋中，用文火煮二小時使水量減少至一公升，再用紗布過濾稀液，即成Ⓐ液。

③取出藥材，再放二公升的水，用文火煮二小時，使水量減至一公升（半量），同樣用紗布過濾稀液，即成Ⓑ液。

④Ⓐ液和Ⓑ液的總量約三百ｃｃ（約⅙量），放在火中煮。

⑤用文火煮④，然後加入少許田七粉，並用湯匙攪一攪。

⑥三百ｃｃ的蜂蜜另外裝在別的器皿中，用文火煮，目的是蒸發水分。

⑦稍微煮熱後，把⑤和⑥加以混合，然後裝在經過煮沸消毒過的玻璃瓶（要加蓋），最後放入冷藏庫保存。

※每天早晚十ｃｃ，用經過熱水消毒的木製湯匙，於空腹時食用，不論是烹飪或食用都不可使用鐵製器具，治療期間也禁止飲用茶和咖啡。

菖蒲燉豬心

• 具芳香化濁，理脾化痰。對胸悶或胸痛，形體肥胖，心悸少寐，四肢困重的人有效。

【材料】

石菖蒲三十克，豬心一個。

【作法】

①石菖蒲研細末，豬心切片，於沙鍋中加水適量煮熟。

②每次以石菖蒲三～六克拌豬心，空腹服食。

※每天一～二次，不可使用鐵製器具。

蓯蓉羊肉粥

• 具溫補腎陽。對心痛、短氣、形寒肢冷、腰膝痠軟、舌淡苔白，脈況無力的人有效。

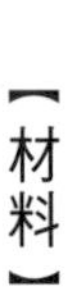

【材料】

肉蓯蓉十~十五克，精羊肉一百克，米一百克，細鹽少許，蔥白二條，生薑三片。

【作法】

①分別將羊肉、肉蓯蓉洗淨切細，先用沙鍋煎肉蓯蓉取汁，去渣入羊肉，與米同煮。

②煮熟後加入鹽、蔥、薑煮為粥。

※此粥屬溫熱性，適用於冬天服食，以五~七天為一療程，夏天不宜食用。

治療**糖尿病**的藥膳

糖尿病是由一種遺傳基因決定的全身慢性代謝疾病。其主要特點是高血糖及糖尿。臨床表現早期無症狀，發展到症狀期，臨床上常出現多尿、多飲、多食、疲乏、消瘦等症群，嚴重時發生酮症酸中毒。消瘦是病情嚴重的信號。

糖尿病在中醫學上稱為「消渴」，其主要病位在肺、脾（胃）、腎，主要病機是陰虛燥熱與腎虛血瘀。

中國唐代宮廷曾發現有糖尿病（消渴）不但身體消瘦，還會罹患白內障，甚至失明，因此，貴族都很害怕染上這種病。

唐代醫生孫思邈在他所著的《千金要方》中提到治療糖尿病的方法，認為要控制以下四點。

①飲食——盡量不要吃得太好，尤其是麵食及小麥做的麵包。

②飲酒——絕對禁止。

③性交——性交要謹慎，最好避免。西醫認為糖尿病患者，性慾會減退，中醫則持相反的理論，認為糖尿病患者的性慾會增強。

④精神——喜、怒、哀、樂要控制得當，否則易傷害到腎臟。

《千金要方》中有「治之瘉否，屬在病者」，意思即能不能治好糖尿病，完全看病人本身，若能嚴守上列四點，糖尿病就治療有望，否則死期就在眼前。

《千金要方》中還提到一件和糖尿病有很密切關係的事情，也是糖尿病患者

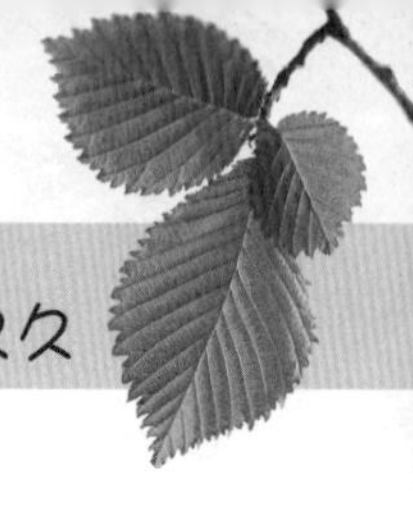

要密切注意的，就是身體各部位是否有腫大的現象，糖尿病患者在臨死前，關節一定會紅腫，這一點要特別注意。

黃耆豆腐湯

【材料】

黃耆、山藥、葛根（一人份三克），豆腐½塊，竹筍¼個，紅蘿蔔¼個，蔥½支，香菇五～六個，小黃瓜½條，蝦米若干，薑少許。

【作法】

①一公升的水、黃耆、山藥和葛根，用武火煮開後，再用中火煮十分鐘。

②取出藥材，剩餘的材料切成適當大小加入，最後放入鹽。

※放入味噌即成味噌湯。

地骨皮粥

• 具清肺、生津、止渴。對口渴喜飲、口咽乾燥，小便較多的人有效。

【材料】

地骨皮三十克，桑白皮十五克，麥冬十五克，玉米粉一百克。

【作法】

①先煮地骨皮、桑白皮、麥冬三味藥，去渣取汁。

②與玉米粉共煮成稀粥。

※每天服用二次。

銀杞湯

【材料】

銀耳（要浸水）十克，枸杞三十克，肉片三十克，煮過的竹筍三十克，小黃瓜一條，紅蘿蔔三十克，雞骨湯三百ｃｃ，太白粉適量，鹽少許。

【作法】

①肉片切細後，加鹽、水、太白粉一起攪和。

②竹筍、紅蘿蔔和小黃瓜也切細。

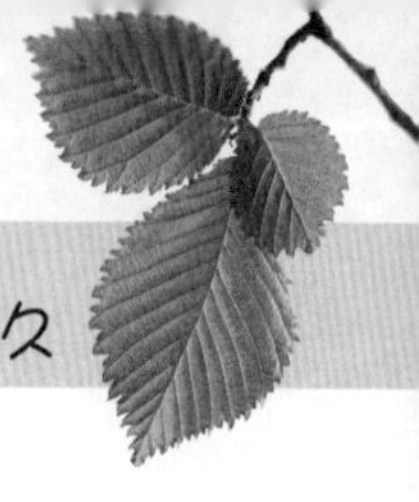

③鍋內放煮好的雞骨湯三百ｃｃ，用武火煮開後，加入銀耳、①和②，並繼續用武火煮。

④煮得差不多後再放入枸杞，最後還要放入太白粉和水。

芡實煮老鴨

• 具健脾養胃，固腎澀精。對渴飲不多，面色萎黃，體乏無力的人有效。

【材料】

芡實二百克，老鴨一隻。

【作法】

①將老鴨宰殺拔盡毛，從肛門處開一孔，淘去內臟，洗淨。

②將洗淨的芡實放入鴨腹內，再將鴨放入沙鍋內，加水適量，將鍋置武火先煮沸，改用文火燉約二小時後，至鴨肉熟爛即可。

③食用時依個人喜好，加味精、食鹽調味。

※每天二次，吃肉喝湯。

豬皮凍

【材料】

豬皮二百克，辣椒五克，醬油二十cc。

【作法】

①豬皮洗乾淨後切細。

②水三公升、①和紗布包好的辣椒，用武火煮開後，拿掉浮在最上層的污物，再用文火煮一小時。

③取出豬皮和辣椒，倒入醬油，繼續用文火煮至剩五百cc的水。

④煮好的湯倒入容器，冷卻後送入冷藏庫。

※冷凍後，每天服用三十克。

清蒸鯽魚

• 具益精氣、止消渴。對乏力、自汗、氣短、多飲多尿，五心煩熱，腰膝痠

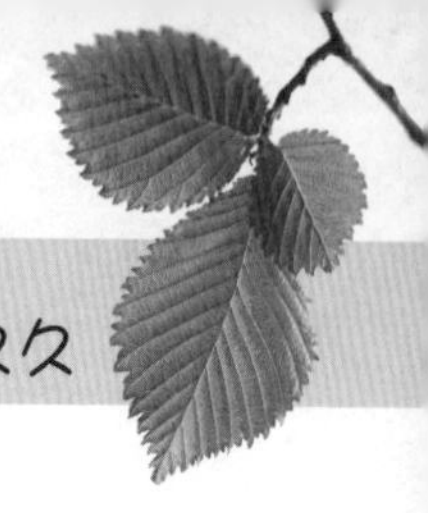

軟的人有效。

【材料】

鯽魚二尾（約五百克），綠茶適量。

【作法】

①鯽魚去鰓、內臟，不去魚鱗，洗淨。

②將魚腹內裝滿綠茶，放盤中，上蒸鍋清蒸熟透即可。

※每天一次，淡食魚肉。

治療肝炎的藥膳

肝臟有毛病，腹部會有膨脹的感覺，而且容易疲勞和口苦，中醫師對肝臟功能不好的人，特別注意他的食慾，認為經由食慾可以了解病人的病情發展，所以，維持食慾是最重要的事。選藥時，即使是效果很好的藥物，只要會影響食慾就不能多服用，因為藥性和病人不和。

現代營養學常呼籲營養要充足，傳統營養學則認為食物不如清淡些，而且不宜暴飲暴食。五行說上認為肝臟喜歡酸性的食物，在此也將要推薦一些含酸性的料理。

肝主宰全身的肌肉，若是肝臟衰弱，四肢就顯得無力。

另一個要重視肝臟的原因，就是肝臟會影響到人的思考，罹患肝炎的人容易發怒及精神不穩定，因此，一面使用食物療法，一面要保持樂觀的心情。不要讓肝臟負擔過重，才是克服肝炎的方法。

病毒性肝炎是由肝炎病毒所引起的消化道急性傳染病，一旦病毒進入人體以後，就會侵及肝臟，發生炎症，並出現一系列的綜合性病變。主要由接觸經口傳染，B型肝炎更多因輸入帶有病毒的血液或血製品而傳染。

急性肝炎的初期症狀為倦怠、容易疲倦、食慾不振、頭痛、發燒、噁心等。而肝硬化在初期會出現食慾不振和疲勞感。

肝硬化是一種肝臟損害為主要表現的慢性全身疾病。主要臨床表現為由肝功能減退和靜脈高壓所引起的系列症狀和體徵。膳食對於肝硬化的調治十分重要，

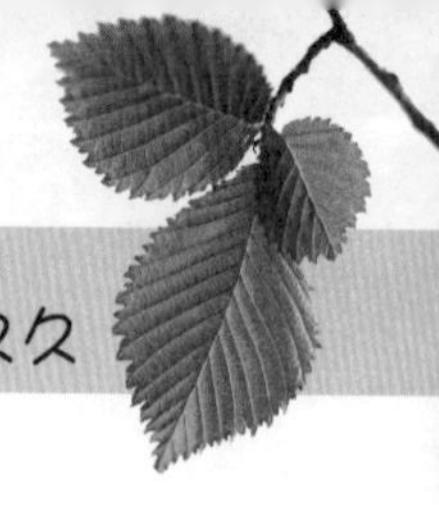

不可忽視。

茵陳蒿大棗粥

• 對出現黃疸的急性肝炎患者有效。

【材料】一人份

茵陳蒿十五克，黑棗五個，米二十五克，砂糖適量。

【作法】

①二百ｃｃ的水和米，用武火煮開後，放入用紗布包好的黑棗和茵陳蒿，用文火煮二十分鐘後取出茵陳蒿。

②放入砂糖，用武火煮開後關火，並蓋上鍋蓋五分鐘。

※食用二星期後休息三天，如此反覆食用二次。

玉米鬚棗豆粥

• 對於慢性肝炎的肝脾兩虛型有效。

【材料】

玉米鬚六十克，大棗三十克，黑豆三十克，胡蘿蔔九十克。

【作法】

①用水煮玉米鬚半小時，過濾去鬚。

②用①的水煮大棗、黑豆、胡蘿蔔（洗淨切塊），豆爛即可。

※一天分二次服完，連續服數日。

茯苓薏米粥

• 清熱解毒，健脾祛濕。對面目色黃，胸脇脹滿，食慾不振等有效。

【材料】一天量

茯苓二十克，薏苡仁一百克，紅豆五十克，白糖適量。

【作法】

①茯苓加水煎煮二十分鐘，過濾，取濾液備用。

②紅豆浸泡半天，與薏苡仁加①共煮粥。至薏苡仁、紅豆爛熟，加白糖。

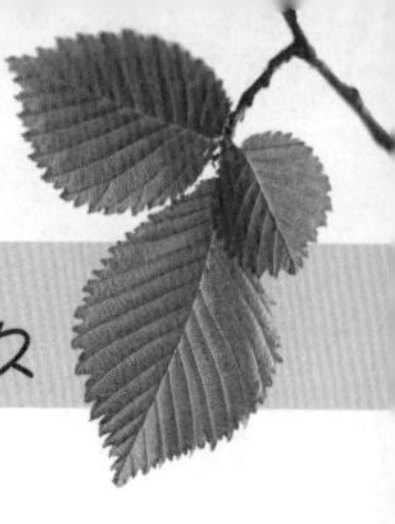

※每天數次，隨意服食，連續一週。

五味子粥

• 對慢性肝炎的患者有效。

【材料】五十天份

五味子五百克，蜂蜜三十ｃｃ，米二十五克（一天份）

【作法】

①蜂蜜加水用文火溫熱。

②五味子加入蜂蜜中，倒在大盤子裏，然後放入烤箱，用文火使之乾燥。

③乾燥的五味子用果汁機磨成粉，放入煮沸消毒過的瓶子（加蓋）。

④水五百ｃｃ和米，用武火煮開後，再用文火煮二十分鐘。

⑤取出五味子粉三克放入④中，以武火煮開後關火，並用鍋蓋蓋五分鐘。

※根據中國古籍的記載，此料理對ＧＯＴ、ＧＰＴ有很大的幫助。每天食一次。

菊花龍井茶

• 清肝明目，緩解頭痛。對肝炎頭痛者有效。

【材料】

菊花十朵，龍井茶約三克。

【作法】

①將菊花、龍井茶去雜質洗淨。

②將①放入茶壺內，沖入開水，開蓋泡十分鐘。

※每天一劑，代茶頻飲。

醋骨湯

• 益肝補虛，對急性、慢性、傳染性肝炎有效。

【材料】

米醋二瓶，鮮豬排骨五百克，紅糖、白糖各一二〇克。

【作法】

①將米醋、豬排骨、糖置於鍋內（不加水）。

②煮沸後三十分鐘，取出豬排骨，只用湯汁。

※成人每次三十～四十cc，每天三次，飯後飲用。

參茯膏

•對全身無力、疲勞、浮腫和腹部膨脹、疼痛的人有效。

【材料】五十天份

人參、柴胡、甘草各一百克，茯苓二五〇克，香附、雞內金、白芍各一五〇克，蜂蜜一升。

【作法】

①在琺瑯鍋內放水五公升及人參，用武火煮開後，再用中火煮十五分鐘。

②其餘的材料（除蜂蜜外）全放入①中，用中火煮，待水量剩二公升時，用紗布過濾液體，並存放在別的容器，即Ⓐ液。

③在②剩餘的材料中加入水二公升，用武火煮開後，再用中火煮，待水剩一公升時，同樣用紗布過濾，即產生Ⓑ液。

④把Ⓐ液和Ⓑ液放入另一個琺瑯鍋，用中火煮至剩一公升量。

⑤把蜂蜜放入另一個琺瑯鍋，用文火來蒸發水份。

⑥稍微加溫後，混合④和⑤，然後裝入煮沸消毒過的玻璃瓶（要加蓋），冷卻後放入冷藏庫保存。

※每天早晚食用二十ｃｃ，要用煮沸消毒過的木製湯匙，在空腹時配以白開水服用，烹飪或食用時都不可以用鐵製器具，治療期間也不可以飲用茶和咖啡，但可以飲用白開水。

鯉魚湯

‧益氣健脾，對瘀膽型肝炎氣虛濕阻型的人有效。

【材料】

新鮮鯉魚一條（約五百克），小紅豆二十五克，陳皮六克，草果六克，小椒

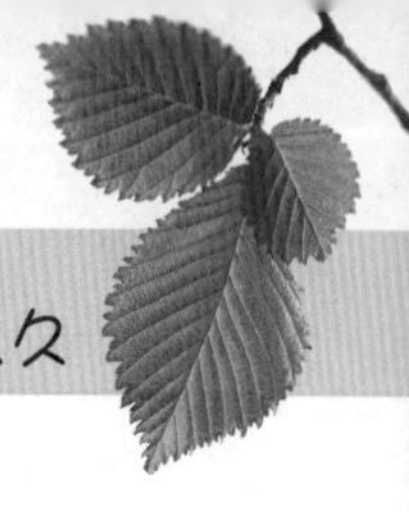

六克，薑汁、蒜汁、鹽適量。

【作法】

①鯉魚去鱗、鰓及內臟洗淨，抽魚背兩側的筋。
②將洗淨的小紅豆置入魚腹內。
③陳皮、草果、小椒用紗布裝好，紮緊袋口，與魚一起放入沙鍋內，加適量的水。
④魚燉熟時，放入薑汁、蒜汁、鹽即可。
※空腹食魚，飲湯。

治療腎炎的藥膳

腎炎分為急性腎炎和慢性腎炎。

急性腎炎是內、兒科的常見病、多發病，以急性起病，其主要症狀為血尿、水腫、蛋白尿、高血壓，是由多種原因引起，以鏈球菌感染後的急性腎炎最為多見。

慢性腎炎常發生於不同年齡，以青壯年為多見。是由多種病因引起，由不同的發病機理、具有不同病理改變、原發於腎小球的一組疾病。其特點為病程長，多為緩慢進行。

中醫學上認為腎炎的症狀是水腫，依其特徵可分為「陽水」和「陰水」兩種。

陽水多屬急性，症狀有全身水腫、尤其是眼皮、關節痛、全身感覺沉重，食慾不振和胸部鬱悶等。

陰水多屬慢性，症狀有全身水腫，尤其是腰部以下的水腫特別顯著，以指頭按壓，肌肉陷下不能馬上恢復、四肢寒冷、心臟激烈跳動、氣喘不過來、全身疲痛、臉色蒼白和排尿情形不佳。

陽水的浮腫只是暫時性的，可以服用利尿劑來改善，傳統營養學利用桂枝、生薑等出汗劑做成藥膳，效果相當好，桂枝生薑粥是很值得介紹的。

陰水的腎炎，則表示全身衰弱，比較不容易治療。鯉魚和紅豆都有排水消腫的作用，尤其鯉魚有恢復體力的功用，對肝臟病或懷孕的浮腫也很有效。

桂枝生薑粥

• 對上半身浮腫和關節痛的人（陽水）有效。

【材料】一人份

桂枝五克，生薑五克，米二十克。

【作法】

①水四百ｃｃ和米，煮開後放入用紗布包好的桂枝，用文火煮二十分鐘。

②放入用紗布包好的生薑，用武火煮三分鐘後關火，取出桂枝和生薑，並蓋上鍋蓋五分鐘。

※每天一次，食用一週後休息三天，如此反覆食用。

山藥豆腐湯

• 清熱利濕，健脾利尿。頭面水腫、腰膝無力等有效。

【材料】

山藥二百克，豆腐四百克，大蒜一瓣，花生油、麻油、蔥花、鹽各適量。

【作法】

①山藥去皮切成片，豆腐用沸水燙後切成丁塊。

②花生油燒至五成熟，爆香蒜茸，倒入山藥片翻炒一會兒，加水適量。

③待沸，倒入豆腐丁，調味煮沸，撒上蔥花，淋上麻油。

※做佐餐食用，每天一次。

核桃煮腰子

• 具有補腎養陰填精的功效。

【材料】

豬腰子一對，核桃肉三十克。

【作法】

①將豬腰子切開，剃去臊筋，洗淨切細。

②豬腰子與核桃肉不加鹽同煮至熟爛。

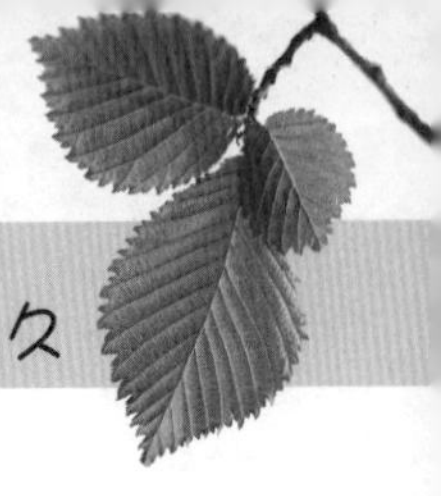

※每天一劑，趁熱食用。

鮮藕膏

• 具有清熱滋腎，養陰的功效。

【材料】

鮮藕汁二百五十cc，生地二百克，葡萄汁二百五十cc，蜂蜜適量。

【作法】

①生地洗淨，加水煎煮，每二十分鐘取煎液一次，共取三次，合併煎液。

②以文火煎熬濃縮至較稠黏時，摻入藕汁、葡萄汁，繼續熬成膏狀。

③加入一倍量的蜂蜜，至沸停火，待冷裝瓶備用。

※每次服十cc，每天二次。

栗子茯苓粥

• 具有補脾氣，利水濕的功效。

【材料】

栗子十枚，茯苓十五克，糯米三十克。

【作法】

①先將茯苓放入鍋內，加水六百ｃｃ，以文火煎煮半小時，濾去渣。

②放入剝去殼的栗子，燒開，再放入糯米，續煮三十分鐘。

※每天一劑。

紅豆鯉魚

•對上半身浮腫、關節痛的人（陽水）有效。

【材料】四人份

小紅豆五十克，陳皮六克，鯉魚一尾（一公斤），薑、蔥、小黃瓜、鹽各適量，雞骨湯二百ｃｃ。

【作法】

①拿掉鯉魚的鱗片和內臟（可請魚販代做），並用水洗乾淨。

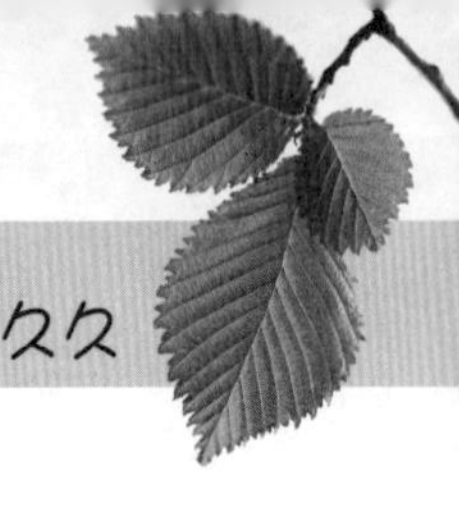

②把小紅豆和陳皮放入魚腹中。

③把②放入較大盤子裏，薑、蔥、胡椒、鹽和雞骨湯也放入，蒸一小時。

④取出魚腹中的小紅豆和陳皮，並把雞骨湯灑在魚肉上，小黃瓜則切成薄薄六片放在盤上。

蘿蔔餅

• 健脾和胃、理氣化痰。對慢性腎炎、食慾不振、胸腹脹滿有效。

【材料】

白蘿蔔二百五十克，麵粉二百克，茯苓粉五十克，瘦豬肉一百克，生薑、蔥、食鹽、菜油各適量。

【作法】

①白蘿蔔洗淨，切成細絲，用菜油煸炒至五成熟時，待用。

②豬肉剁細，加生薑、蔥、食鹽調成白蘿蔔餡。

③麵粉、茯苓粉加水適量，和成麵糰，將麵糰搓成薄片，將餡填入，製成夾

心小餅，放入油鍋內烙熟。

※可當主餐食用，隨量食用。

附子牛肉

• 對下半身浮腫和四肢寒冷的人（陰水）有效。

【材料】一天份

附子三克，茯苓五克，肉桂二克，生薑五克，辣椒五克，牛肉一百克。

【作法】

①水二公升、牛肉及用紗布包好的辣椒，用武火煮開後，再用文火煮一小時。

②把用紗布包好的附子、茯苓、肉桂、生薑放入①中，並拿掉浮在最上層的污物，用文火煮三十分鐘，最後取出藥材。

※每天早晚二次，溫熱再吃，可以不吃肉只喝湯，食用十天後休息三天，如此反覆食用。

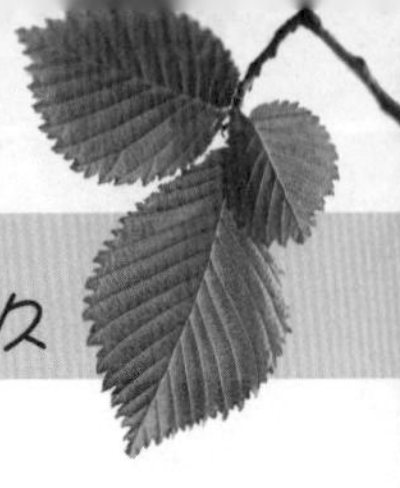

枸杞肉絲

•滋陰養血。對慢性腎炎、頭暈眼花、心悸、失眠有效。

【材料】

枸杞子五十克，熟青筍五十克，瘦豬肉二百五十克，豬油五十克，食鹽六克，白砂糖三克，麻油八克，乾澱粉五克，醬油五克，紹興酒適量。

【作法】

①枸杞子洗淨。豬肉洗淨，去筋膜，切絲，加入乾澱粉拌勻。

②熟青筍切成同樣長的絲。

③炒鍋燒熱用油滑鍋，放入豬油，將肉絲、筍絲下鍋劃散。

④烹入紹興酒，加入白糖、醬油、食鹽攪勻，投入枸杞子翻幾下，淋入麻油炒勻，起鍋裝盤。

※可當佐餐食用，每天一次。

治療胃、十二指腸潰瘍的藥膳

胃、十二指腸潰瘍，是一種常見的慢性疾病。在季節轉換、氣候突變時容易發作，過度疲勞、飲食失調或精神緊張時也易發病，所以有週期性的發作過程。

胃、十二指腸潰瘍的原因和胃弱一樣，都是吃得太快、飲食不規律和睡前飲食，其中最主要的原因就是精神上的緊張。

中醫學上的「思能破脾」，意思就是想得太多而變成神經質，影響到消化機能因而傷害到脾，俗語云：「七情的變化會使人產生疾病」，喜、怒、憂、思、悲、恐、驚，太過分時，會攪亂身體的機能，使消化吸收機能失常。

因為精神不穩定，而引起的障礙機能很多，但如果胃腸受到嚴重的傷害，會造成胃與十二指腸的潰瘍，所以，維護胃腸的健康是相當重要的。

平時應根據氣候的變化適時增減衣服，保持心情愉快，克服不良飲食習慣。宜少量多餐，定時進食，食用易於消化而富於營養，含充分熱量而不引起胃

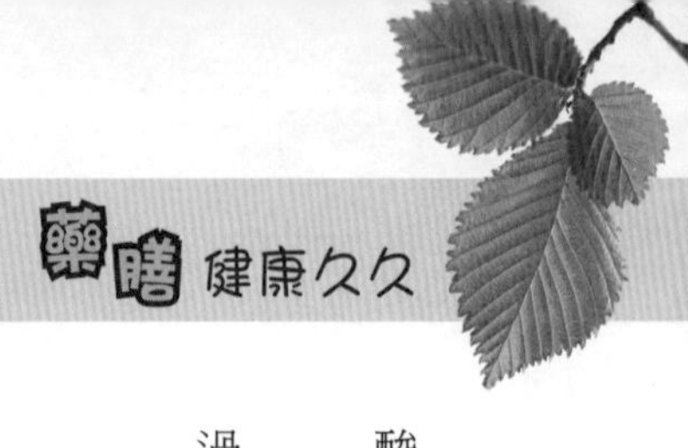

酸大量分泌的食物，如牛奶、豆漿、瘦肉、蛋類及綠色蔬菜。

忌食對胃有刺激的食物，如濃茶、酒、咖啡，香料或過甜、過鹹食物，忌食過冷、過熱食物，少吃易產酸的食物，禁菸酒。

中醫為了安定精神而製造出一種理氣劑，如木香順氣丸、理氣丸。為了使胃腸溫暖，在藥膳中經常使用縮砂、丁香、薑和蔥。

砂仁肚條

- 對慢性的十二指腸潰瘍及食慾不振的人有效。

【材料】三人份

豬肚一公斤，縮砂仁粉十克，辣椒三克，薑十克，蔥十克，太白粉十克，鹽、胡椒、酒各適量，高湯五百ｃｃ。

【作法】

①豬肚洗乾淨，取出裏面的薄內膜。

②水二公升，辣椒、薑和蔥放入豬肚內，然後放入鍋中，用武火煮開後，取

出浮在最上層的污物，再用文火煮一小時半。

③取出豬肚洗乾淨，冷卻後切細，放在盤中。

④把縮砂仁粉、鹽、胡椒、太白粉加水和酒倒入，用文火煮十五分鐘，然後和③一起食用。

陳草蜜膏

•具有疏肝理氣，和胃止痛的功效。

【材料】

陳皮、甘草各一百克，蜂蜜、水適量。

【作法】

①將陳皮、甘草洗淨，加水適量浸泡，透發。

②再加熱煎煮，每二十分鐘取煎液一次，加水再煎，共取三次。

③合併煎液，再以文火煎熬濃縮成稠膏時，加蜂蜜一倍，至沸停火，待冷裝瓶備用。

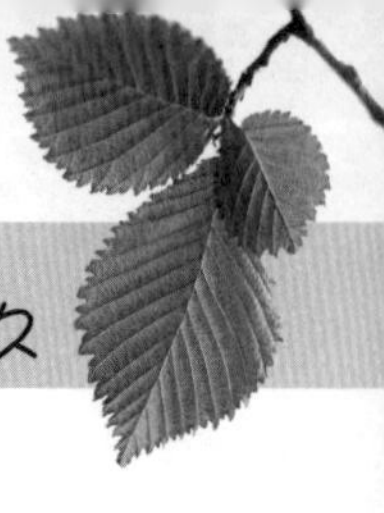

※每次一湯匙，直接食用，每天二次。

胡椒粥

• 溫中散寒，健胃止痛。對食慾不振、納差食少的人有效。

【材料】

胡椒五克，米五十克，食鹽適量。

【作法】

①將胡椒擇淨，放入藥罐中。

②浸泡五~十分鐘後，水煎取汁，加入米煮粥。

③待熟時調入食鹽，再煮一~二沸即可。

※每天一劑。

豆蔻粥

• 健脾和胃，對倦怠乏力，嘔吐清涎，舌質淡的人有效。

【材料】
肉豆蔻五～十克，生薑二片，粳米五十克。
【作法】
①將肉豆蔻搗碎研為細末。
②粳米煮粥，待煮沸後加入肉豆蔻末及生薑同煮。
※一般以三～五天為一療程，早晚溫熱食用。

大麥湯

• 對慢性的胃冷痛及消化不良的人有效。

【材料】三人份
羊肉塊三百克，大麥一百克，草果一個，鹽少許。
【作法】
①土鍋內放水二公升、羊肉及草果，用武火煮開後，再用文火煮二小時。
②在另一鍋內放水一公升和大麥，用武火煮五分鐘，再用文火煮二十分鐘。

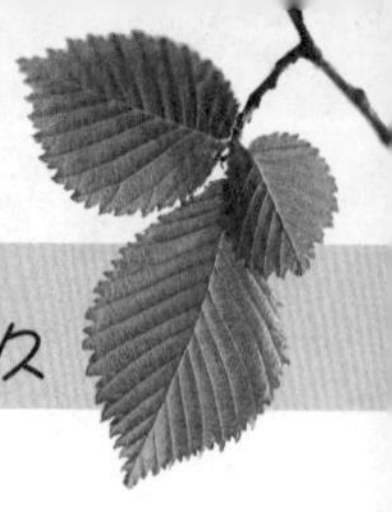

③取出羊肉放入②中，用文火煮三十分鐘。

④取出羊肉切成二公分的薄片，再一次煮過並放入適當的鹽即可。

丁香燒雞肉

• 補中益氣。對面色蒼白，四肢倦怠的人有效。

【材料】

雞一隻，公丁香三克，乾薑三克，砂仁三克。

【作法】

①選母雞（童子雞）一隻，去毛洗淨。留心、肝、肺切成小塊。

②公丁香、乾薑、砂仁研成細粉。

③加入②燉煮。

※分二次吃完，每三天吃一隻。

鯽魚羹

• 對胃酸過多的人有效。

【材料】二人份

鯽魚一尾（五百克），縮砂仁粉十克，蓽撥十克，陳皮十克，辣椒五克，蔥十克，薑十克，鹽、醬油各少許。

【作法】

①拿掉魚內臟後用水洗乾淨，並把材料裝入魚腹內。

②用夾板夾好魚後抹上油，用文火烤五分鐘。

③水三百ｃｃ，用武火煮開後，加入鹽和醬油，並用文火煮十分鐘，拿掉魚腹中之物後即可食用。

金桔燉豬肚

• 疏肝理氣，和胃止痛。對胃脘脹痛，兩腋脹悶的人有效。

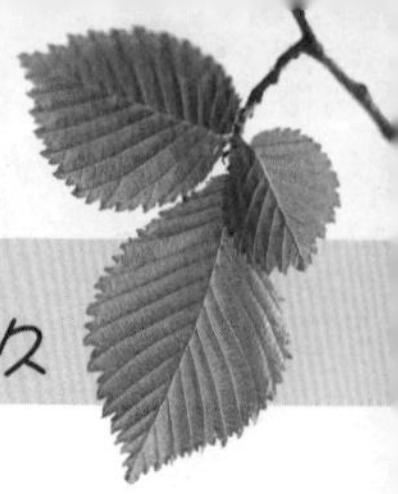

【材料】

豬肚一個，金桔根三十克，食鹽適量。

【作法】

①金桔根和豬肚洗淨切碎，加水四碗煲成一碗半。

②以適量食鹽調味，飲湯食豬肚。

※每二天食用一次。

治療**胃弱**的藥膳

胃虛弱的一般症狀是，胃脘隱隱作痛，喜食熱飲，按之則較舒服，納呆，食時胃脹滿，或嘔吐清涎，面色不華，神疲乏力，肢末不溫，舌質淡，苔白，脈沈細無力。

中醫稱消化吸收機能為「後天之本」，人出生後要懂得保護生命，若是胃機能不良會引起各種疾病，因此，一旦胃發生異常現象，要趕快治療。

人體的胃是極微妙的臟器，特別是對於時間區分的感受性特別強，在一天二十四小時的推移之中，起微妙的變化，有時生氣蓬勃，有時靜悄悄。人的胃若要強健，必須配合良好，注意胃部的變化，適當的使用它。

胃腸發生疾病的原因有三個，一是吃得太快，二是飲食不規律，三是睡前飲食，不良的飲食習慣最容易引起胃腸疾病。

其中以不規律的飲食最傷胃，所以，飲食要定食、定量，每日相同的時間吃同量的食物（八分飽即可），另外，早餐也非常重要。

早上吃過適量的食物後，經過四、五小時已經完全被消化了，中午胃空空時，分泌出消化液，等待下次的食物。這樣的一天三次，每天反覆地進行，人的胃就變成有規律的活動著。

大致而言，胃弱的人身體都較虛弱，而且容易疲勞和腹瀉，還有手腳發冷的現象，這種人要避免生冷的飲食。選擇藥膳也應選擇溫熱性的，譬如小米粥，不但能保持體溫，還能養胃。

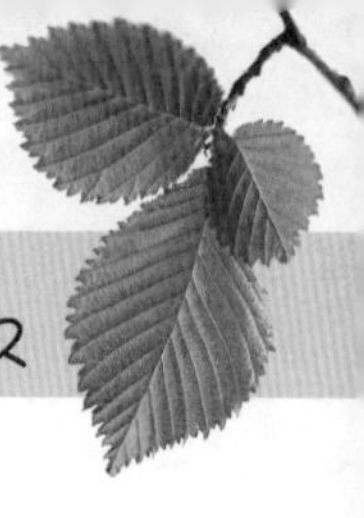

小米粥

【材料】二個月份

小米二公斤，黑砂糖適量。

【作法】

①小米在平底鍋內輕輕的炒，呈淡黃色即可，然後放在磨粉機磨成粉，磨成粉後再炒一次，最後放在加蓋的瓶中保存。

②取出小米粉三十克，加水攪拌成糊狀。

③鍋內放水三百cc，煮沸後放入②，用文火煮二十分鐘。

④加上適量的黑砂糖後即可食用。

木瓜生薑湯

【材料】

木瓜五百克，生薑三十克，米醋五百克。

【作法】

①木瓜洗淨，去籽，切塊。

②生薑洗淨，切片。

③將①②與米醋共放瓦鍋中加水煮湯。

※分二～三次吃完，二～三天一劑。常食可健脾益氣溫中和胃。

椒面羹

【材料】一個月份

小麥粉一公斤，辣椒十克，白朮二十克，黑芝蔴三十克，鹽少許。

【作法】

①辣椒、白朮、黑芝蔴放在鍋中炒，乾燥以後，用磨粉機磨成粉。

②小麥分幾次在平底鍋中炒至有顏色出現，再放入①，兩者混合均勻後，放入加蓋的瓶中保存。

③②的粉三十克和冷水攪拌，放入煮沸的水三百ｃｃ中，用文火煮二十分

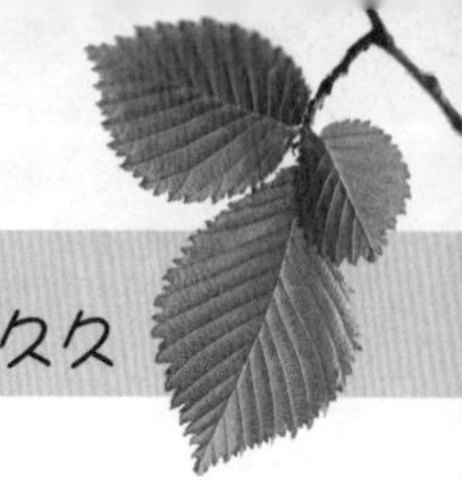

鐘，加少量的鹽即可食用。

黃精粥

【材料】

乾黃精十五～三十克，或鮮黃精三十～六十克，粳米一百克，白糖適量。

【作法】

①選用乾黃精，煎取濃汁後，去渣。或用鮮黃精，洗淨後切成片，煎取濃汁，去渣。

②與粳米煮粥，粥成後加入白糖即可。

預防及治療腦中風的藥膳

中醫學上稱腦出血、腦血栓和腦膜下出血為「卒中」，俗稱「中風」，四十歲以上患有高血壓及動脈硬化的人，要特別注意。

中風最主要的原因是肝臟陰虛，氣血兩虛也是一個原因，平日若是操勞過度，會使肝和腎受到傷害，病狀有精神不穩定、口渴、睡覺時流汗、腰部腳部會痠和臉發紅，如果身心受到激烈的刺激或寒冷，也會引起這種病，所以，多食用藥膳來改善體質及安定精神，最好有輕鬆的運動，就可以預防中風的疾病。

中風是以猝然昏仆，不省人事，伴有口眼歪斜、語言不利、半身不遂，或不經昏仆而僅以歪僻不遂為主證的一種疾病。

據統計，台灣因腦血管疾病的死亡率排名在癌症、心臟疾病之後的第三名，佔總死亡率的百分之七。約四分之一患者在發病二十四小時內死亡，約半數於三週內死亡，而存活者百分之七十五不同程度喪失工作能力，表現為半身不遂、口眼歪斜、語言不利等中風後遺症，給家庭、個人及社會帶來極大的損失。

根據漢方營養學者的研究結果，曾鼓勵人們食用銀丹湯，就是以銀耳和丹參為主的藥膳，對預防腦中風有很大的效果，銀耳是白色的，在中藥店能買到。年紀大的人容易口渴、微發熱和精神不穩定，因此，較瘦的人除了銀耳以外沒有別的良藥。

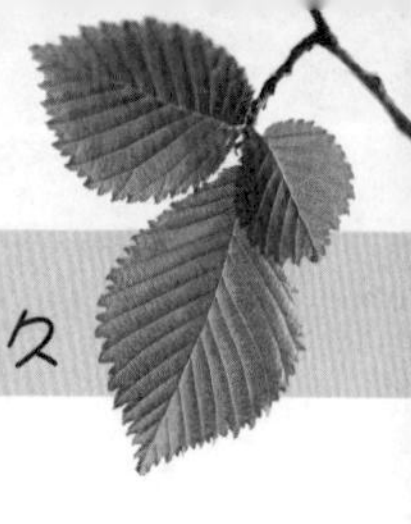

丹參在中國做為注射劑使用，是很普遍且受歡迎的藥，曾有這樣的記載：「丹參能擴張血管，增加冠狀動脈的血量，對輕、中度的慢性冠狀血管不全、狹心症和心肌梗塞很有效。」

腦中風發病後的半年是相當重要的時期，可以使用現代醫學、針灸和中醫來治療，等到病情穩定後，可食銀耳湯，這時候，丹參量可從十二克增至三十克。

銀丹湯

【材料】

銀耳三十克，丹參五克，冰糖適量。

【作法】

①銀耳浸在溫水中。

②水二公升和銀耳，用武火煮開後，用文火煮二小時。

③把紗布包好的丹參放入②內，用文火煮三十分鐘。

④取出丹參，加入適量冰糖，攪一攪後關火。

※加蓋後放入冷藏庫保存。

鬱李仁粥

【材料】

鬱李仁十克，米六十克。

【作法】

①將鬱李仁置研鉢內，加水一百cc，研碎鬱李仁，濾取藥汁。

②將①加水至一千cc，再加入洗淨的米煮成粥。

※每天一劑，分多次食用。具有泄熱清痰的功效。

芹菜粥

【材料】

新鮮芹菜六十克，粳米五十克。

【作法】

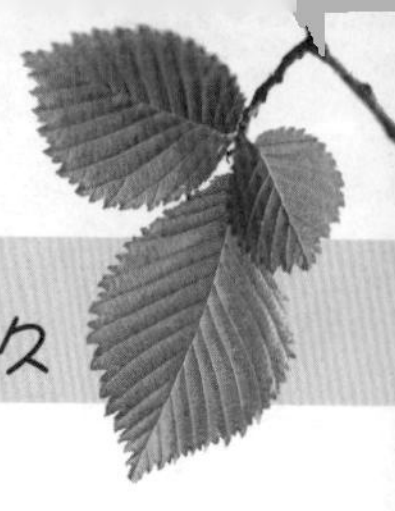

將芹菜洗淨切碎，與粳米同放入沙鍋內，加水適量，煮成粥。

※每天一劑。具有清熱平肝的功效。

羊肚粥

【材料】

熟羊肚、米各一百克，蔥花、薑末、食鹽等調味料適量。

【作法】

①將羊肚切絲，米淘淨，與羊肚同放入鍋中。

②加適量清水，煮到粥熟後，將蔥花、薑末、食鹽等調味料加入，再煮一～二沸後服食。

※每天一劑。有健脾益氣，溫陽通絡的功效，適用於半身不遂者。

五味子湯

【材料】

五味子十克，紫蘇葉十克，人參十克，砂糖一百克。

【作法】

①將五味子、紫蘇葉、人參放入沙鍋內，加水三千ｃｃ，煎取藥液一千五百ｃｃ。

②加入砂糖，攪勻即可食用。

※每天一劑，代茶飲。具有益氣養陰的功效。

治療**咳嗽、氣喘病**的藥膳

咳嗽是由上呼吸道感染、急慢性支氣管炎，各種肺炎等所致。凡由感受外邪引起的咳嗽，稱為外感咳嗽，一般起病多較急，病程較短；凡由臟腑功能失調引起的咳嗽，稱為內傷咳嗽，一般起病較慢，往往有較長的咳嗽病史和其他臟腑失調的證候。

氣喘以呼吸急促，甚至張口抬肩、鼻翼扇動為特徵。常為某些急慢性疾病的主要症狀，甚至喘促嚴重、持續不解，可能發生虛脫。

《黃帝內經》中提到「咳嗽的原因和五臟六腑都有關係」，由此可知，不只和肺有關。

因此，患者對平時的身體要注意，尤其是飲食，千萬不能大意，例如，冷飲吃太多或酒喝太多會使吃下去的食物不易消化，因而傷害到消化器官，肺部也會惡化。所以，經常咳嗽和氣喘的人要避免冷飲和酒。

孩童和老人較容易罹患氣喘病，這是因為腎的關係，孩童因為腎的發展未成熟，老人則是腎機能衰退，不論是那一方，腎一旦虛弱就會影響到肺，而發生氣喘病。

氣喘病尤其容易發生在冬天，因為腎臟在冬天時的活動較為遲鈍。

中醫學上有「夏病冬治」、「冬病夏治」的說法，也就是夏天的病要到冬天才治好。譬如腎的機能在夏天最好，所以使用藥膳來滋養，等到冬天時就不會生病了。

甘蔗粥

•清熱生津，養陰潤燥。對虛熱咳嗽，口乾涕唾的人有效。

【材料】

甘蔗汁一百～一百五十cc，米一百克。

【作法】

①甘蔗洗淨，切碎，榨汁備用。

②米淘淨，加清水適量煮粥，待熟時調入甘蔗汁，再煮一～二沸即成，每天一劑。

杏仁梨

•尤其對火氣大、口渴和喘不過氣的人有效。

【材料】二天份

梨子一個，杏仁十克，陳皮十克，冰糖二十克。

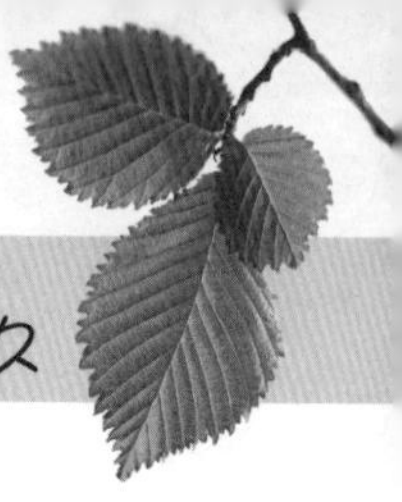

【作法】

①用開水沖掉杏仁的外皮，然後放在鍋內用中火炒至稍微焦。

②水四百ｃｃ，陳皮和冰糖放入①，用中火煮十五分鐘。

③削去梨子的皮，心也要挖掉並切片。

④趁②的汁還熱的時候，倒入③中，並放入冷藏庫保存。

※一天二次，食用二天。

生薑飴糖湯

• 散寒解表，對化痰平喘有效。

【材料】

生薑三十克，飴糖四十克。

【作法】

①生薑去皮，洗淨切碎。

②將①與飴糖加適量水一併煎煮，煮沸約五分鐘後，即可去渣取汁，趁熱徐

徐飲用。

※每天一劑，代茶飲用。

貝母梨

• 對身體虛弱的孩童、咳嗽和喘不過氣的人有效。

【材料】一人份

梨子一個，貝母（五歲以下二克，六～十歲三克，大人五克），黑砂糖五克，蜂蜜適量。

【作法】

①梨子不削皮，上面切去四分之一，切下的部份不要丟掉。

②梨子的心約三公分，把它挖掉，然後裝入貝母和黑砂糖，並以切掉的部份為蓋子，蓋上。

③梨子放在一大碗中，旁放黑砂糖（約碗的⅓）。

④蒸一小時（壓力鍋五分鐘）。蒸好後，沾蜂蜜吃，黑砂糖汁可以喝。

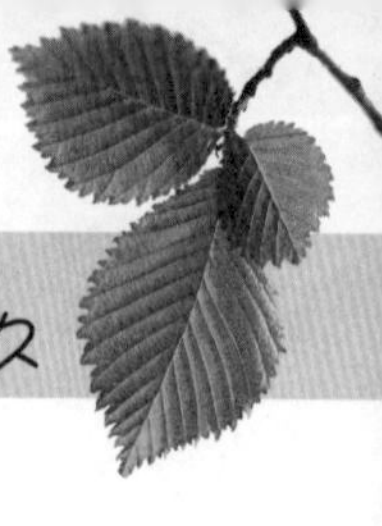

※梨子吃後使身體感覺涼快，小孩子也喜歡吃。

瘦肉黃精湯

• 具有補益肺氣，散寒止咳，平喘的功效。

【材料】

瘦豬肉一百五十克，黃精三十克，生薑十五克，食鹽、花椒、醬油、胡椒粉、蔥段、大蒜各適量。

【作法】

①豬瘦肉去筋膜，洗淨切絲備用。

②鍋中放適量的水，納入黃精煎煮。

③生薑切碎，大蒜搗碎。

④將①加入食鹽、醬油、胡椒粉等拌勻後，倒入②中，再加入③至熟後即可。

※食肉飲湯。每天一劑，分二次食完，連服五～七劑。

百合粥

• 對火氣大、口渴和喘不過氣的人有效。

【材料】一人份

百合（莖也可以用）十六克，糯米二十五克，冰糖十克，蜂蜜十cc。

【作法】

①鍋內放蜂蜜用火煮，沸騰後放入百合，二分鐘後關火，並攪一攪。

②加水二百cc和冰糖，用武火煮，沸騰後用中火煮十五分鐘。

③在另一個鍋子放水六百cc和糯米，武火煮開後，再用文火煮二十分鐘。

④混合②和③，用武火煮開後關火，並蓋上鍋蓋五分鐘。

治療感冒的藥膳

感冒俗稱傷風，又稱為上呼吸道感染，是感受觸冒風寒之邪所致的常見外感

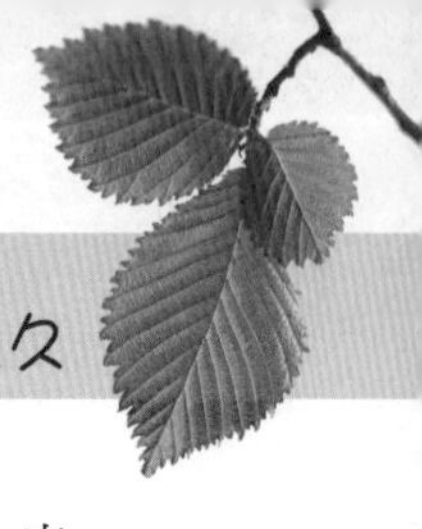

疾病。多為氣候突變，寒暖失調，身體虛弱或過度疲勞，衛氣不固，腠理疏鬆，致使邪病毒侵襲。臨床表現以鼻塞、流涕、噴嚏、咳嗽、頭痛、惡寒、發熱、全身不適等為主要特徵。

中醫學認為：感冒是由於六淫、時行病毒侵襲人體所致。一般以風寒、風熱兩者為多見，夏令暑濕之邪亦可雜感為患。所以在進行辨證施食時，應選用具有解表達邪作用的食療藥膳方。

感冒也分為「實症」和「虛症」，實症又分「風熱」和「風寒」。

風熱的特徵是發熱、頭痛、口渴和喉嚨痛、咳嗽、黃痰，鼻涕也是黃色的，這時就要注意，若是用體溫計量有發燒的現象，而身體卻覺得寒冷時，這是風熱而不是風寒，「雙花飲」對風熱有很大的效果。

風寒的特徵如前所言會感到寒冷，其他尚有關節痠痛、頭痛、鼻塞和打哈欠，還會流出透明的鼻水，這種患者可以食用蔥和薑做成的神仙粥。

虛症感冒的特徵是全身衰弱、有倦怠感、稍微感到寒冷和頭痛，有時會流汗，患者多是高齡者、體質衰弱者和病後、產後的人。

這種患者絕對不可食用加入發汗劑的料理，因為實症的人讓他流汗無妨，可是身體需要滋養的虛症的人，不能讓他流汗，否則會消耗體力。玉屏風粥是宋代有名的處方，是用玉屏風散做成的稀飯，是一道很適合虛症患者食用的藥膳。

雙花飲

•適用於風熱的患者。

【材料】三星期份

金銀花（忍冬）一百克，菊花（白色且正要開放）五十克，冰糖五十克。

【作法】

①金銀花和菊花放入鍋內，浸在三公升的冷水一小時。

②用武火煮開後，改用中火煮十分鐘，然後汁液倒入別的器皿。

③放二公升的水在②中，用中火煮十分鐘。

④混合②和③，加入冰糖，冷卻後放入冷藏庫冷凍。

※早起和睡前各飲四十ｃｃ，小孩則依年齡各有不同，十歲二十ｃｃ，五歲

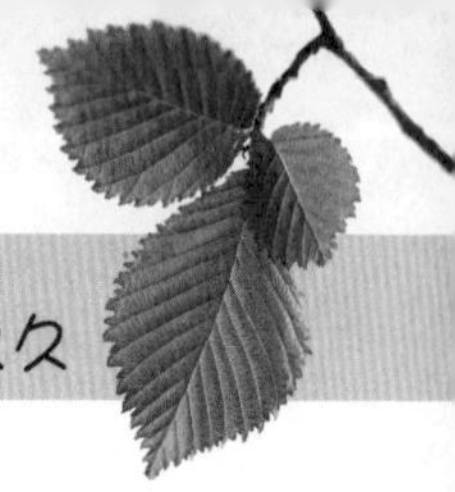

十cc，菊花最好用白色，品種是小的，又正要開放的。

神仙粥

•對寒冷、流鼻水的人（風寒）有效。

【材料】一人份

米二十克，長蔥一根（帶根，白色的部份也要），薑½片，醋一～二湯匙（大湯匙）。

【作法】

①薑削皮切薄，蔥剝去綠色部份後清洗乾淨（不要的部份丟棄）。

②水五百cc和米、①，用武火煮開後，再用文火煮二十分鐘，再一次用武火煮開後關火，並蓋上鍋蓋五分鐘。

③加入適量醋即可食用。

※晚上睡覺前食用，會流汗，不過，流太多的汗會疲勞，容易流汗的人，醋不妨多放一點，就不會流太多汗。

玉屏風粥

•適用於身體衰弱及經常感冒的人。

【材料】一百天份

黃耆一百五十克，白朮五十克，防風五十克，小米五十克（一天份）。

【作法】

①黃耆、白朮、防風曬乾。

②①的藥全部磨成粉，乾燥後放入瓶中保存並加蓋。

③小米洗淨後放入鍋內，並放八百ｃｃ的水，用武火煮開後，再用文火煮二十分鐘（不要使水流出來，也不要讓米燒焦，要經常打開鍋蓋觀看）。

④再一次用武火煮三分鐘後關火，加入②的粉二・五克並攪拌均勻，蓋上鍋蓋五分鐘後即可食用。

※此藥膳可改善虛弱體質，從九月開始起一百天，三月開始起一百天，每天吃一次。

生薑紅糖湯

•具有辛溫解表，發散表邪的功效。

【材料】

生薑五十克，紅糖五十克。

【作法】

①生薑去皮，洗淨切碎搗爛，加紅糖一併放入碗中。

②用沸水沖泡①，蓋好蓋，約十分鐘後，調勻飲用。

※服後蓋被出汗，每天一次，連服二～三次。

桑菊粥

•具有辛涼解表，疏風清熱的功效。

【材料】

冬桑葉十克，菊花九克，蘆根十五克，粳米一百克。

【作法】

①將冬桑葉、蘆根洗淨，切碎，與菊花加水適量一同煎煮，燒沸約五分鐘，即可過濾去渣取汁備用。

②粳米洗淨後加適量水煮成稀粥，至粥熟後，倒入①再煮片刻即可服用。

※每天一劑，分二次食完，趁熱服食。

芥菜粥

• 溫中健胃，散寒解表。對外感風寒的人有效。

【材料】

芥菜葉、米各一百克。

【作法】

①將芥菜葉洗淨，切細備用。

②米淘淨，放入鍋中，加入清水適量煮粥，待煮至粥熟時，調入①，再煮一～二沸服用。

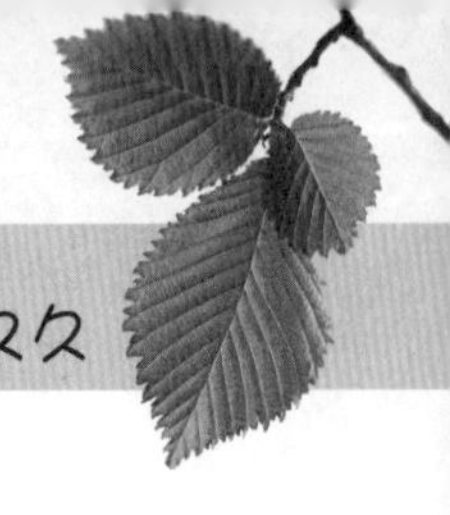

※每天一劑，連服二～三天。

治療鼻炎的藥膳

本病多為六淫外襲，膽熱上犯，脾經濕熱所致，當以清肺瀉熱，通行鼻竅為治。

中醫學認為鼻子是肺的入口處，根據五行說，肺屬木、火、土、金、水中的金，金在四季中屬春，所以，春天裡，鼻病最嚴重，事實上，慢性鼻炎和過敏性炎（花粉症）最嚴重的時候也是在春天，和氣喘病一樣，若是等到春天再來治療就太遲了，最理想的月份是九月（夏天），對肺部也好。

假使能促進消化吸收機能，肺病就能好轉。五行中說夏天屬於土，脾（和胃關係密切）屬土，在夏天的時候，開始用食物療法來滋養脾臟，自然肺部也會蒙受其利。

中醫學臨床上大體將其分為肺熱上蒸，胃熱上沖，肝火上擾，腎陰不足等證型。故選擇藥膳當以清泄肺熱、清胃瀉熱、清肝瀉火、滋補腎陰，為治療大法。

中醫學上有「培土生金法」的說法，培養土會產生金，若是慢性疾病，就要長期治療，慢慢的改善體質，因此，鼻炎粥是一道很好的藥膳，在介紹感冒的藥膳，也曾提供過玉屏風粥，請大家都來試一試。

鼻炎粥

【材料】一二〇天份

黃耆四百八十克，白朮二百四十克，防風二百四十克，桔梗一百二十克，甘草六十克，米二十克（一天份）。

【作法】

①除米以外的材料均用磨粉機磨成粉，混合均勻後放入瓶中保存，加蓋。

②水四百ｃｃ和米，用武火煮開後，再用文火煮二十分鐘。

③放入①的粉十克，再一次用武火煮開後關火，並蓋上鍋蓋五分鐘。

※若是嫌做稀飯麻煩，就把①的粉倒入碗中，加上熱水攪拌均勻，即可飲

用，時間從九月至四月每天飲用。

解藕汁

•具有清熱解毒，涼血止血的功效。

【材料】

鮮藕五百克，白糖三十克。

【作法】

①鮮藕洗淨，切成二公分見方小塊，用白紗布擠汁液。

②將白糖加入汁液中，拌勻即可飲用。

蘿蔔蜜膏

•具有清熱生津，潤燥的功效。

【材料】

白蘿蔔一千克，蜂蜜五百克。

【作法】

①白蘿蔔洗淨，去皮，用擦刮刀擦刮成細絲，以潔淨紗布絞汁。

②蘿蔔汁放入鍋內，武火燒開，文火煎煮，至稠時，加入蜂蜜煎熬至膏狀即可。

※每天空腹時服三次，每次一～二茶匙，白溫開水送下。

黃耆粥

•適用於過敏性鼻炎。

【材料】一人份

黃耆五克，米二十克。

【作法】

①水五百ｃｃ和黃耆，用中火煮三十分鐘。

②加入米，用武火煮開後，用文火煮二十分鐘，再一次用武火煮開後關火，並蓋上鍋蓋五分鐘。

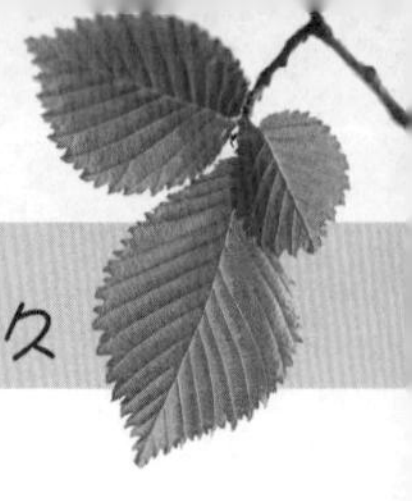

治療腰痛的藥膳

腰痛可說是一種現代病，因為腰痛而煩惱的人逐年增多。腰痛最主要原因是車輛普及。

國人的生活，因為有了車子，使得步行的機會銳減。結果，我們的肌力變成完全不可以依賴。走路看起來並不像是正式運動，但是，藉著使腳與腰部肌肉左右交互放鬆與緊張，不知不覺就強化了肌力。

除了交通工具外，各種機器非常發達，使得現代人從肉體勞動中解放出來，因此產生閒暇時間。國人的體位逐年上升，但是肌力減退，腰痛增加，這的確令人遺憾。

腰痛是指以腰部疼痛為主症的疾病，常表現在腰部的一側或兩側，因腰腎之府，故腰痛與腎的關係最為密切。

現代醫學的腎臟疾病、風濕病、類風濕病、腰部肌肉骨骼的勞損與外傷等，以腰痛為主症時，都屬於本範圍。

中醫學上稱腰為「腎的庭」或「腎的府」，似乎腰是腎的住家，因腎衰弱而影響到腰。

像這樣以腎為原因的疾病就是腰痛，症狀有腰腳無力、臉色蒼白、手腳發冷和尿量多，坐太久或是過度疲勞都會引起腰痛，最初會稍微感覺疼痛，之後慢慢有陣痛，腎和性機能有關，所以，腰有變化，性能力也會減退。

腰會痠痛，經常是由於風濕、寒濕等外在因素，譬如氣象的變化，從外面侵入體內引起陣痛，也因為腰部虛寒才致病。

「正氣內存，邪氣不干」就是最好的說明，若是過度疲勞，凡事不加節制，以致於身體虛弱，因而影響到五臟，而引起腰痛。

尤其是女性，最容易因為天氣寒冷而腰痠背痛。

桂斷粥

• 對因濕氣而痛苦的人很有效。

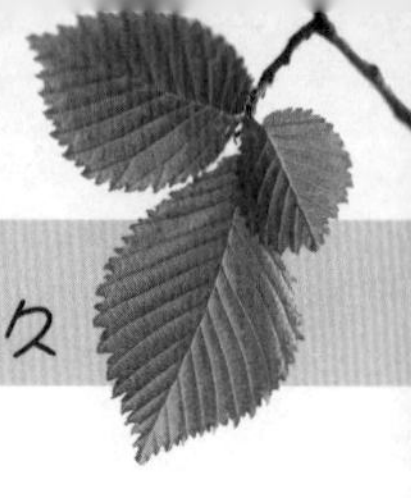

【材料】一人份

肉桂三克，續斷五克，米五十克。

【作法】

①水二百cc、肉桂和續斷，用武火煮開後，再用文火煮十五分鐘。

②把水一公升和米放入①，用武火煮開後，再用文火煮二十分鐘，再一次用武火煮開後關火，並加上鍋蓋五分鐘。

※早晚吃一次，吃十天後休息三天，如此反覆食用。

杜仲腰花

•具有補益肝腎之效，適用於腎虛腰痛的人。

【材料】

豬腎一個，杜仲九克，胡椒、鹽、荷葉適量。

【作法】

①將杜仲擇淨，研末備用。

②豬腎洗淨，以胡椒、鹽去腥水，剖為二片，去臊腺，納入藥末，用荷葉包緊，煨熱，溫黃酒送服。

※每天一劑。

核桃腰花

•適用於足腰無力、容易疲勞的人。

【材料】四人份

豬腎二個，核桃三十克，木耳二十克，大蒜一百克，蔥、辣椒切細，太白粉、酒、油各適量，調味料Ⓐ（醬油、砂糖、紹興酒、胡椒各適量）。

【作法】

①剝掉豬腎的薄皮，從上往下切成三塊，中間的部分去掉，只留兩邊的部分，內側乳白色的部分也要除掉。

②用菜刀在表面上切格子狀，並加上鹽用水洗乾淨，再加上酒。

③在鍋內放二杯的油，用文火炒核桃。

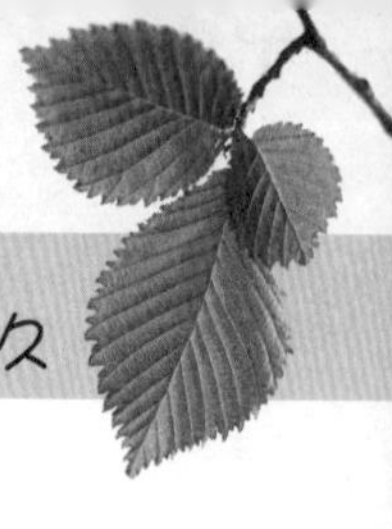

④把蔥、薑、木耳和大蒜放入③中炒，炒後盛起。
⑤炒腎臟，炒後也盛於盤中。
⑥鍋內放入調味料Ⓐ，煮開以後，放入④和⑤。
⑦太白粉加水攪拌並放入核桃。

杜仲酒

•對身體虛弱且頻尿和精力減退的人有效。

【材料】三星期份

紹興酒（二五度以上）五百ｃｃ，杜仲二十~五十克，鹽〇・四~一克。

【作法】

①杜仲放入鍋內，用中火稍微炒焦。
②加入杜仲量2％的鹽（如果杜仲二十克，鹽就放〇・四克），並放入適量的水，然後攪拌均勻。
③鍋內放煮沸的水、紹興酒和②，煮三十分鐘。

④③裝進加蓋的瓶中，並放在冷暗處保存。

※一天一次，於睡前飲用二十ｃｃ，飲用前充分搖晃。保存二星期以上才能飲用，存放越久效果越好。

胡麻仁酒

•有補肝腎，益氣血的功效，對手腳痠痛，微腫的人有效。

【材料】

胡麻仁、白酒各適量。

【作法】

①胡麻仁擇淨，炒香，再搗爛。

②將①放入白酒中，浸泡一天即成。

※每次三十ｃｃ，每天服用二次。

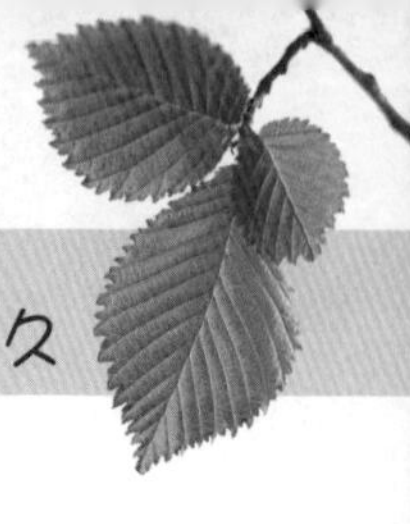

治療肩膀痠痛的藥膳

國人認為肩膀痠痛，是理所當然的症狀，較頭痛、腰痛普遍。但是，肩膀痠痛這個名稱，在歐美完全不適用，因為歐美並沒有此名稱或症狀。

為什麼只有國人才會出現肩膀痠痛的毛病呢？因為與歐美人相較，國人的骨骼比較弱，肌肉容易疲勞，不過，最大的原因還是姿勢不良引起的。

歐美人自小就視用餐時的姿勢為一種禮儀，會善加教導。無論在哪一個家庭中，一定會教導二～三歲的小孩「手臂不可以張開，要挺直背肌」。在學校，也會特別注意學習時的姿勢。

綜觀國人，能夠好好指導坐在桌前正確姿勢的家庭已經很少，手靠在餐桌上用餐或坐下時腳交疊，對背骨的歪斜完全不在乎。

國人的背骨歪斜至何種程度呢？最好的例子就是脊柱側彎症。即背骨朝左右形成孤形，嚴重時骨骼歪斜，不僅造成美觀上的問題，被壓迫的內臟都會出現毛病。

一旦罹患肩膀痠痛，為了保護肩膀，會不想活動肩膀，如此便會導致瘀血↓肩膀痠痛↓運動不足↓瘀血的惡性循環。因此，肩膀痠痛的最初必須回顧自己的生活，這才是治療的第一步。

中醫學認為肩膀痠痛的原因是「氣血不夠」，若是氣血能通，就不會發生疼痛。

氣血在經絡流動，若是發生障礙，氣血就不能流通，可以使用藥酒局部的按摩、針灸和運動方法來治療，這樣氣血就能流通，就不會肩膀痠痛了。

適量的酒可以促進血液循環，消除痠痛，使我們安眠。中國在三千年以前，已經作了各式各樣的藥酒，酒像是運輸藥的小舟。

藥酒的作法很簡單，價錢也很便宜，又容易保存，每天飲一點，無形中就像服藥一般。

從前治療肩膀痠痛的藥酒有三蛇酒、虎骨酒、豹骨酒等有名的動物之藥酒，現在已經很難買到了，唯植物中藥做成的酒較容易買到，只是作用比較緩慢。不

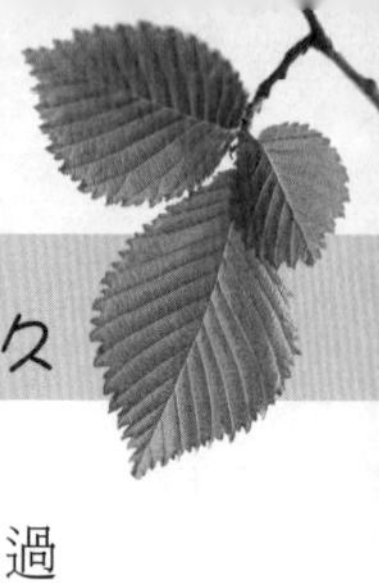

過，可以放心的喝，這些酒不但有直接的鎮痛作用，而且能排除體內的濕氣，使氣血通暢，所以值得長期飲用。

巨勝酒

• 適用於患部冷痛的人。

【材料】一個月份

黑芝蔴一百克，薏仁三十克，生地黃二百五十克，米酒或高粱酒一公升。

【作法】

把材料放入瓶口較大（並加蓋）的瓶子，每天一次，喝前充分搖勻，並放在冷暗處保存。

※保存一星期後方能飲用，早晚各一次，飯前飲用二十ｃｃ。

山藥酒

【材料】二個月份

山藥二百五十克，茯苓五十克，米酒或高粱酒一・五公升。

【作法】

①鍋內放酒五百ｃｃ及山藥。

②煮沸後倒出酒，再在鍋內放酒，同樣的，煮沸後均倒入口較大的瓶中，另外再加上酒一千ｃｃ和茯苓，放在冷暗處保存二星期後，即可食用。

※每晚睡前飲二十ｃｃ。

治療**慢性關節神經痛**的藥膳

切斷手指的痛是由切傷所引起，撞到某物的痛是打撞的痛，而像癌症末期，需要使用麻醉藥般的疼痛，就稱為癌症疼痛。

現代醫學能夠明瞭的病痛，不叫「神經痛」，而是根據不同病因而改稱跌打痛或外傷痛。相形之下，稱為「神經痛」，是因為檢查不出病因。例如，面頰的周遭會痛，結果卻檢查不出病因，也無毆打的跡象。可是臉痛的厲害，那是「神

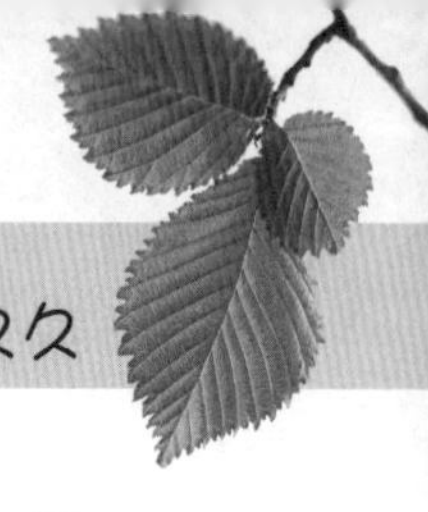

經痛」。

相對於確實的痛感，原因不明的神經痛，就只能稱為「神經痛」，這就是「Neuralgia（神經痛）」。這是神經痛的第一個特性－無故的神經痛，雖然病因不明，可是痛的時間長。另一特性是，它會經常疼痛。

神經痛的主角是感覺痛的神經，與神經痛有關的就是，接受所有感覺的知覺神經。這種知覺神經包括感覺熱、冷的神經，感覺壓力的神經，以及觸覺神經等，感覺痛的神經不過是其中之一。

因為神經痛是由不同類型的知覺神經所引起，所以，首要之務是查明病源，再提出適當的因應對策。

中醫稱慢性關節神經痛為「痺症」，依照痛的型態又可分「疼痺」、「行痺」、「著痺」三種。冬天的邪氣侵入身體所產生的疼痛為「疼痺」；風的邪氣侵入身體，全身均感疼痛的是「行痺」；濕的邪氣侵入身體而有一種遲鈍性的疼痛即為「著痺」。

傳統營養學常使用酒做為治療的方法，是為了除掉身上的寒氣，但藥酒也有許多種。

本書介紹的五加皮酒，對治療神經痛很有效，有鎮痛和強壯的作用，五加皮在《神農本草經》中屬上品，長期服用對身體並沒有害處，想振作精神及延年益壽的人最好喝這種藥酒，而五加皮酒也被應用在很多方面。

另外，薏仁做成的稀飯對身體虛弱、容易疲勞和神經痛的人也很有效。慢性關節炎和神經痛的人，能夠早期發現，早期接受治療是最好，尤其在早期的時候，使用食療法，治癒率越高。

五加皮酒

・對下半身浮腫，天氣寒冷就神經疼痛的人很有效。

【材料】一個月份

五加皮五十克，米酒或高粱酒（三十～三十五度）五百ｃｃ。

【作法】

①在口較大的鍋內放水煮沸。

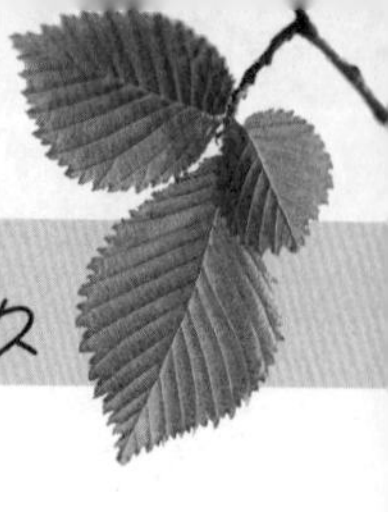

②碗內放入五加皮和酒，再將碗放在鍋中煮三十分鐘。
③煮好後倒入有蓋的瓶中，並放在冷暗處保存。
※保存一星期後，早晚一次五cc，於飯前飲用。

薏仁粥

•對浮腫、固定部位疼痛且無法用力的人有效。

【材料】一人份

薏仁三十克，米二十克。

【作法】

水一・五公升、薏仁和米，用武火煮開後，再用文火煮三十分鐘，之後，再一次用武火煮開後關火，並蓋上鍋蓋五分鐘。

木瓜湯

•對天氣寒冷時神經痛的人有效。

【材料】三人份

木瓜一百克，草果五克，羊肉五百克，糯米一百克，鹽、胡椒各適量。

【作法】

①水四公升和木瓜，用武火煮開後，再用中火煮至剩三公升的水量。

②從①中取出木瓜，並把切成十公分大小的羊肉及草果、糯米，放入鍋內，用武火煮開後再用文火煮二小時。

③鹽和胡椒最後放入。

具有強精效果的藥膳

性愛是人類特有的自然屬性，是性生理、性心理發展到成熟階段的必然產物。它既是人類生育繁衍的一種本能，又是人們從事社會活動情感的寄托，是人類獲得幸福和歡樂的精神源泉。

曾有人做過調查，一對恩愛夫妻與體質及生活條件大致相當的鰥夫、寡婦相

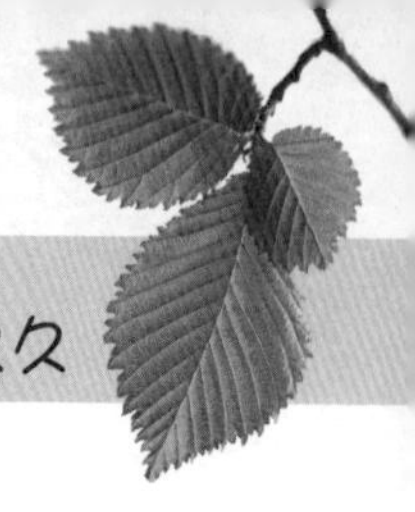

比，前者壽命長於後者。如果是同床異夢，反目成仇，感情破裂的夫妻，則壽命普遍縮短。

和諧適度的性生活，不僅能滿足人們生理上的需要，而且有利於夫妻雙方身心健康，有利於夫妻雙方愛情的不斷昇華，使家庭關係更加和睦、幸福。

中醫學認為，和諧適度的性愛有益於身心防病保健，祛病延年，使人氣力強盛，精神煥發。如何促進男女的性器官氣血流動活潑，增加性器官的機能，強精方法將是關鍵。

自古以來，國人非常重視精力，從精力可以判斷某人的身體是否已呈老化狀態，精力強的人，不但可以享受到性交時的樂趣，也會有良好的工作表現，並且有持續力，而且擁有堅強的個性。進一步說，精力充沛的人，可以實現長生不老的夢想，因此，古時的王侯貴族都尋求能強壯身體的藥膳，只是人類的慾望太過急促，反而出現反效果。

對強精而言，最重要的器官就是腎，腎不但維持生命活動，而且助長生殖活動，可說是貯藏「精」的重要器官，所以，擁有健康的腎，精力才會充沛，精神才會旺盛。

傳統營養學為了強壯腎的機能，推薦了各種菜單，例如，臉色蒼白的陽虛患者要食用熱性食物，若是臉色紅潤、手腳陰虛的患者要食用寒性的食物，但不能像明朝皇帝那樣過分的焦急，這是很重要的。

蓯蓉羊肉

• 適用於腰足寒冷的人。

【材料】五人份

肉蓯蓉五十克，辣椒二十克，羊肉五百克，山羊的背骨一公斤，蔥、薑、鹽、胡椒各適量。

【作法】

①水五公升、羊肉、山羊的背骨和用紗布包好的肉蓯蓉、辣椒，用武火煮開後，再用文火煮三小時。

②取出肉蓯蓉和辣椒，放入鹽及胡椒粉，然後取出肉切成片食用。

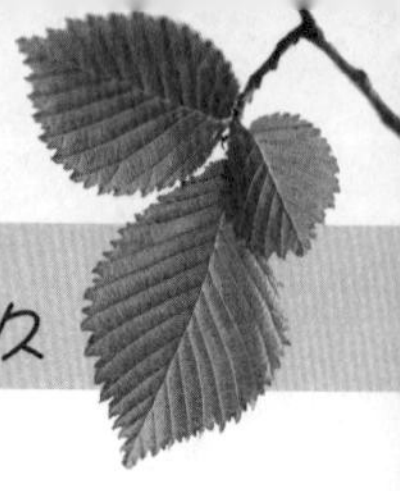

核桃腰花

• 清心瀉火，滋腎養陰。性慾衝動時觸而即洩的人適用。

【材料】

核桃五十克，黃耆十五克，炙甘草六克，黨參十五克，豬腎一對。

【作法】

①豬腎剖洗乾淨，去筋膜，切片。

②將①同核桃、黃耆、炙甘草、黨參放入鍋內煮湯，熟後去藥渣，調味服食。

※隔天一次，連續三～五劑。

白蓮鬚燉魚鰾（魚肚）

• 具填精補髓，固腎澀精，有止洩遺精的功效。

【材料】

魚鰾十五克，白蓮鬚十克。

【作法】

①將魚鰾用海粗砂爆炒或植物油炸，然後用清水浸發，以去火氣。

②用碗盛魚鰾，白蓮鬚用紗布袋包裹，加適量湯或開水，隔水燉爛熟，飲湯吃肉。

二仙酒

・對腰、足寒冷的人有效。

【材料】一個月份

仙靈脾六十克，仙茅四十克，米酒或高粱酒一公升。

【作法】

把用紗布包好的藥連同酒放入有蓋的瓶中，每天一次，喝前充分搖勻。

※一星期後方可使用，每晚睡前飲用三十ｃｃ，可加開水服用。

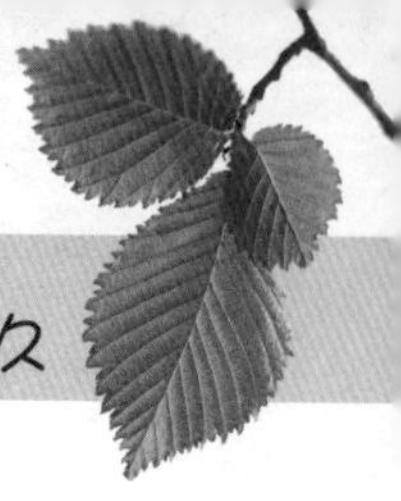

鹿茸酒

• 益腎助陽，對陽痿、小便頻數的人有效。

【材料】

嫩鹿茸、山藥各三十克，白酒適量。

【作法】

①嫩鹿茸去毛切片，山藥研末。

②將①放入白酒中，密封浸泡一週即可。

※每次五十cc，每天三次。

遺精粥

• 適用於遺精和早洩的人。

【材料】一人份

蓮肉二十克，芡實十克，山茱萸五克，米二十克。

【作法】

①水八百ｃｃ、蓮肉和芡實，用武火煮開後，再用文火煮二十分鐘。

②放入米，用文火煮二十分鐘後，再放入山茱萸，再一次用武火煮開後關火，並蓋上鍋蓋五分鐘。

薰草湯

• 具補腎固精之效，適用夢遺失精的人。

【材料】

薰草、人參、白朮、白芍藥、生地黃、茯神、桂心、炙甘草各六十克，大棗十二枚。

【作法】

將各材料擇淨，放入鍋中，加清水適量，浸泡片刻，水煎服，每天一劑。

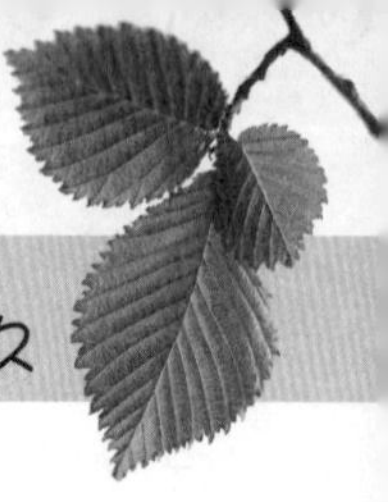

韮菜炒鮮蝦

• 適用於腎虛之陰莖不能勃起，或勃起不堅或早洩，或老人夜尿多的人。

【材料】

韮菜一百五十克，鮮蝦二百四十克，菜油、鹽適量。

【作法】

①將鮮韮菜切成三公分長的節段。

②鮮蝦去殼（小蝦可不去殼，淘淨即可）。

③將鍋燒熱，放入菜油，待油泡化盡，即下韮菜、鮮蝦，反覆翻炒，加入鹽，炒勻起鍋食用。

紅糖薑粉

• 有溫暖子宮助孕之效，適用於子宮寒冷不育的人。

【材料】

鮮生薑五百克，紅糖五百克。

【作法】

將生薑搗如泥狀，混入紅糖，搗勻，蒸一小時，曬三天，共九蒸九曬。

※最好在三伏天，就是每伏各蒸曬三次，在月經期間開始服用，每次一匙，一天三次，連服一個月。服藥期間禁止同房過性生活。

養元雞蛋

• 適用於腎精虧損的早衰，性慾減退，陽痿的人。

【材料】

雞蛋二個，小茴香五克，山藥十克，附子十克，鹽三克。

【作法】

①將小茴香、山藥、附子、鹽放入砂鍋中，加水適量，煎煮二小時以上。

②雞蛋打在碗內，用上藥煎熬後的藥液，趁其鮮開（正在沸騰時）沖調蛋花，亦可放入適量蜂蜜調勻。

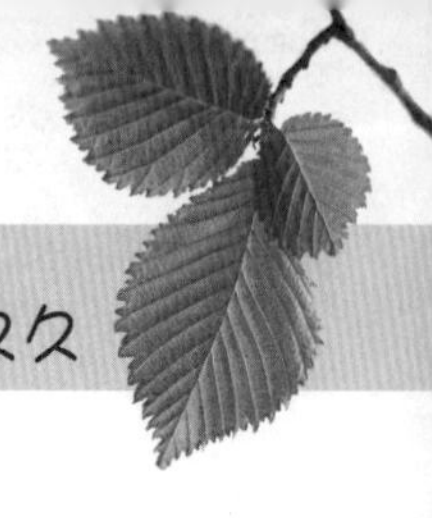

※每晨起床服食一碗代早餐，持續服食一個月。

法制黑豆

•對心臟激烈跳動、煩熱（睡時流汗、寒熱）、心情不穩的人有效。

【材料】一個月份

黑豆五百克，山茱萸、茯苓、當歸、桑椹、熟地黃、旱蓮草、補骨脂、菟絲子、五味子、枸杞、地骨皮、黑芝蔴各十克，鹽四十克，醬油四十ｃｃ，蜂蜜一百ｃｃ。

【作法】

①黑豆浸在溫水三十分鐘。

②水六百ｃｃ、及用紗布包好的十二種中藥，用武火煮開後，再用文火煮至剩下二百ｃｃ的水量，把水取出即Ⓐ液。

③鍋內再放水五百ｃｃ，用同樣的方法煮至剩二百ｃｃ的水量，即Ⓑ液，如此反覆的做，直到出現Ⓓ液為止，合計八百ｃｃ。

④把①、③和鹽放入鍋內，用武火煮開後，再用文火煮到水分全乾。
⑤最後放入醬油和蜂蜜，用文火煮至水分全乾，再放入冷藏庫保存。
※每天早上空腹時食用五十克，對糖尿病和陰虛的患者很有效。

防止身體老化的藥膳

隨著年齡的增長，組織細胞的老化，器官功能的下降，是不可抗拒的客觀規律。人體到了六十歲以後，不同程度的將會出現耳聾、眼花、牙齒脫落、頭髮白而稀少、性功能減退、夜尿增多等一系列腎不足的衰老之徵。

腎為人體先天之本，主生長發育和衰老過程。耳聾、齒落、髮稀、性功能減退等，都是老年人生理機能衰退的表現。而食療藥膳的補益作用，可推遲腎虛的年齡，從而達到益壽延年的目的。

中醫學認為肉體的老化是由於腎的衰退，《素問》中的上古天真論篇提到腎隨著年齡會有各種的變化，我們現代人不妨和從前比較看看。

「女子七歲腎氣最盛，這個時候換牙、長髮，十四歲月經開始來臨，二十一歲身體發育達到頂點，二十八歲肋骨發育健全，頭髮生長旺盛，三十五歲身體開始衰弱，四十二歲生出白髮，四十九歲月經停止。男孩子八歲腎氣旺盛，十六歲精力充沛有生殖能力，二十四歲肋骨最為強壯，三十二歲身體健康，四十歲腎氣衰退並開始脫毛，四十八歲臉上顯出老狀，五十六歲全身老化，六十四歲牙齒、頭髮脫落。」

總之，女子的身體每隔七年發生變化，男子則是八年。若是逐漸老化之際，才來進行預防，未免太晚了，應該在腎氣未衰，也就是女子二十八歲，男子三十二歲之前，開始預防才有效，如果女子到三十五歲，男子到四十歲就要努力預防，並加以治療了，在此之前的階段，不但方法簡單而且有效。

延年益壽食療藥膳，對老年人最為適宜，只要堅持適量服食，有益無害。當然，要根據自己的體質選擇相宜的藥食方，才能達到益壽的目的。

不論如何，養生永不嫌早，在這裡介紹的黃耆膏，是一種防止老化的藥膳，很多人用過，效果都很好。

黃耆膏

• 適用於身體容易疲勞的人。

【材料】一個月份

黃耆一百二十克，白茅根一百二十克，山藥一百克，甘草六十克，蜂蜜三百cc。

【作法】

①水三公升、黃耆和白茅根，用武火煮開後，再用中火煮至六百cc的水量（1/5量），然後用紗布過濾。

②山藥和甘草磨成粉，放入①液，用文火溫熱。

③蜂蜜放於別的鍋中，用文火蒸發水分。

④將②液倒入③蜂蜜中攪拌。

⑤然後把④倒入煮沸消毒過的瓶子（並加蓋），冷卻後放入冷藏庫保存。

※每天早晚加開水食用一五cc。

銀耳羹

・適用於高血壓的人。

【材料】一人份

銀耳三克，枸杞三克，冰糖十五克。

【作法】

①銀耳和枸杞泡水二十分鐘。

②鍋內放煮沸的水四百ｃｃ和銀耳，用文火煮一小時。

③枸杞和冰糖放入②加以攪拌。

※每天早上飲用，服藥時也可以食用。

木耳芝麻茶

・適用於腦血管和冠心病，老人常用，可收強身延年的功效。

【材料】

黑木耳六十克，黑芝麻十五克。

【作法】

①先取黑木耳三十克，入鍋中置火上不斷翻炒，待黑木耳的顏色由灰轉黑，略帶焦味時，起鍋備用。

②黑芝麻入鍋，文火炒香。

③再放入清水一千五百cc，同時放入生、熟木耳，用武火煮沸後，文火再煎三十分鐘，濾去渣，將煎液裝器皿內代茶飲。

※每次一百cc，每天三～四次。

大棗粥

•老人的滋補養生佳品。適用於脾胃虛弱，面色萎黃，食慾不佳的人。

【材料】

大棗十枚，粳米五十克，冰糖適量。

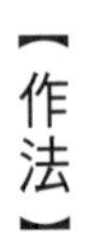

【作法】

①大棗洗淨去核，與淘洗淨的粳米同入鍋中，武火煮沸。

②改文火煮至粥熟，放進冰糖，溶化即可。

※每天早晨空腹溫服。

人參酒

• 適用於身體虛弱和虛冷症的人。

【材料】一個月

人參三十克，米酒或高粱酒（二十五～三十五度）一公升。

【材料】

①人參置於碗中，再把酒倒入。

②①放入鍋內蒸二十分鐘，然後倒入有蓋的瓶中，並放入冷暗處保存。

※人參也要放進去，保存一週以後，於每晚睡前飲用二十ｃｃ。

養生酒

•適用面色無華，頭暈目眩，失眠健忘的人。老人常飲，能改善免疫功能，增強抗病能力。

【材料】

龍眼肉二百四十克，枸杞子一百二十克，當歸身三十克，菊花三十克，白酒漿（初釀，其色未變的酒）三千五百克，白酒一千五百克。

【作法】

①將上藥裝入絹袋內，紮緊口，懸於壇中。

②壇中注入白酒漿及白酒，密封，貯藏於窖內，一個月以後便可飲用。

※每天一次，每次十五ｃｃ。

參苓地黃蜜膏

•具補氣養血，滋陰填精功效，可作中老人平時的保健滋補品。

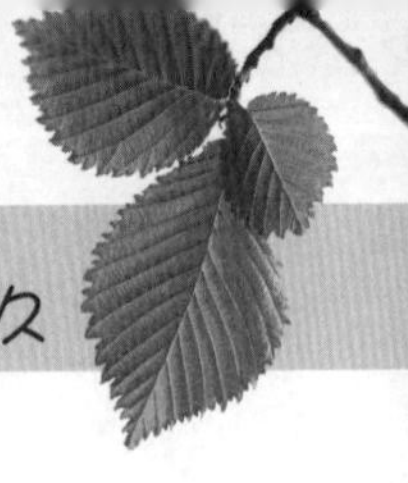

【材料】

人參一百二十克，白茯苓二百五十克，鮮生地八百克，白蜜五百克。

【作法】

①將人參、白茯苓粉碎為細末。

②鮮生地搗爛取自然汁。

③將四藥合併拌勻，放罐中用潔淨白紙封閉二十層，隔水文火蒸三天三夜，取出用臘紙封口，入水浸後取出，再放鍋內燉熬一天一夜。

※每天晨起空腹服用，每次一湯匙。

防止疲勞、四肢無力的藥膳

人生的幸福，絕不是可憑財富以及物質的豐厚匱乏來衡量的。大凡生命中感激、喜悅、快樂的時間愈長的人，就是幸福的人。

但是，要能敏銳充裕地去感受一切外界帶來的感激、喜悅、快樂，最基本的條件就是要有健康的身體。

沒有真正健康的身體，就無法擁有高度的感受能力。創造健康的身體，增加體驗快樂的能力，生活的步調必然步入佳境。

有很多人沒有任何疾病，就是容易感到疲勞和四肢無力，現代醫學稱這些為疲勞症狀，中醫學則認為是五勞（五臟疲勞）、六極（六腑疲勞）、七情（精神疲勞）和虛勞（因過度勞動，使身心疲勞）。

有這些病狀的人，就要調整氣血和滋補身體。體力充沛的狀態稱作「血氣盛」，亦即全身的氣和血非常旺盛，自然就沒有身體疲勞或四肢無力的現象。

本病多為稟賦薄弱、後天失養及外感內傷等多種原因引起，導致氣血虧虛、陰陽失調所為，當以補益氣血、調理陰陽為治，可提高臨床療效。

這裡介紹的十全大補膏，雖出自明代的《醫學發明》一書中，卻是由明代的《正體類要》中記載的八珍湯而來，八珍湯就是由補氣作用的四神湯和補血作用的四物湯做成的藥方。

四神湯是用四種中藥做成的，對胃腸衰弱、貧血、四肢無力和動作遲鈍等症

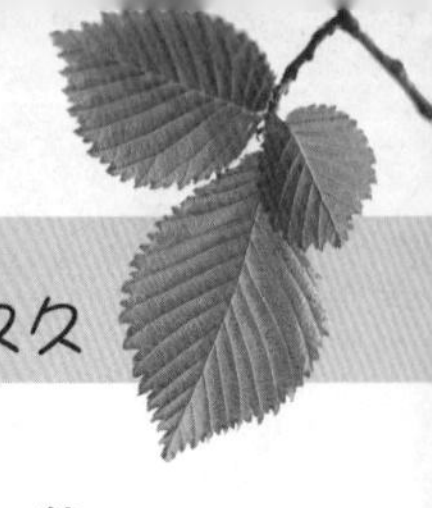

狀有效，另外，四物湯也是用四種中藥做成，可治療手腳寒冷、皮膚粗糙、貧血和神經痛。

以上兩種藥方加上黃耆、肉桂所做成的藥膏即是十全大補膏，黃耆能防止外邪入侵，肉桂是氣血兩虛的人所不可缺少的，這樣一來，所有的藥都能在體內發生良好的作用。

十全大補膏

【材料】一個月份

人參四十克，黃耆一百二十克，白朮五十克，茯苓九十克，肉桂二十克，當歸七十克，川芎四十克，白芍四十克，熟地黃一百克，甘草三十克，蜂蜜六百cc。

【作法】

①琺瑯鍋內放水六公升和人參，用武火煮開後，再用中火煮一小時。

②把其餘的藥放入①中，煮至六百cc的水量，再用紗布過濾，即成Ⓐ液。

③再倒入四公升的水於鍋內，用武火煮開後，再一次用文火煮至六百ｃｃ的水量，再用紗布過濾得Ⓑ液。

④將Ⓐ液和Ⓑ液混合起來煮，用文火煮至六百ｃｃ的水量。

⑤蜂蜜放入另一個鍋內，用文火蒸發水分。

⑥混合④和⑤並加以攪拌。

⑦倒入煮沸消毒過的瓶子（並加蓋），冷卻後送入冷藏庫保存。

※每天早晚飲用十五ｃｃ。

蓯蓉羊肉湯

•具補腎填精之效，適用於勞傷，精敗面黑。

【材料】每天一劑

羊肉五百克，肉蓯蓉三十克，香菜及胡椒粉、蔥、薑、辣椒、食醋、鹽等各適量。

【作法】

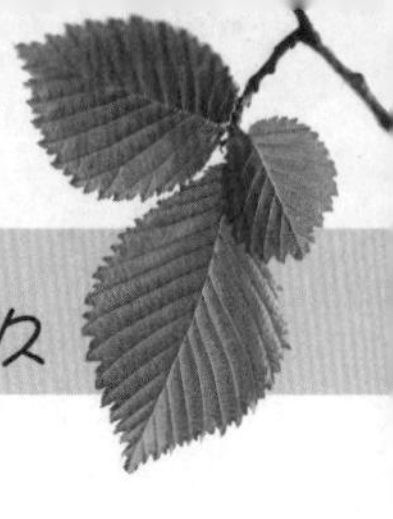

①將羊肉洗淨，切塊。
②肉蓯蓉用酒浸二十四小時後，去外皮切片，布包。
③鍋內加清水適量煮開後，下蓯蓉片、羊肉、蔥、薑、辣椒、鹽，武火煮沸後，轉文火煮至羊肉熟後，再加香菜、胡椒粉、食醋少許，再煮一～二沸，即可食用。

地骨皮酒

•具壯筋骨，補精髓之效。適用於虛勞的人。

【材料】

地骨皮、生地黃、甘菊花、糯米、酒麴各等量。

【作法】

①將地骨皮、生地黃、甘菊花擇淨，研細，搗碎，加適量的水，煮至一半時，取汁。
②加糯米適量，拌入酒麴，照常法釀酒即成。

※每次一百cc，每天三次，飲服。

栗子腰花湯

• 具補益肝腎之效，適用於腰腳無力的人。

【材料】

栗子、豬腎、米各適量。

【作法】

將栗子風乾，每晨服食數個。

或將豬腎去膜洗淨，切粒，同栗子、米煮為稀粥服食，每天一劑。

黃精枸杞丸

• 具溫陽補腎之效。適用於脾胃虛弱，體倦乏力的人。

【材料】

黃精、枸杞子各等量。

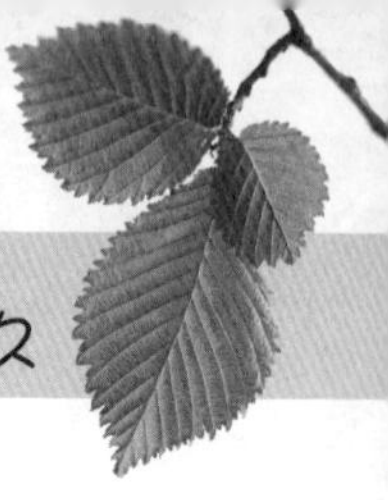

【作法】

將二藥擇淨，研細，蜜製為丸。每次十克，每天三次，用溫開水送服。

治療眼睛疲勞的藥膳

俗話說：「眼睛會說話。」看一個人的眼睛就可以了解他的性格和心情。眼睛與所有的臟器和神經有密切的關係。血氣上衝時，眼睛會充血；貧血或低血壓時，眼睛會失去血色，因此可以藉著眼睛判斷健康狀態。

隨著年齡的增長，身體的組織會失去彈力，眼睛也不例外。看東西時，負責對準焦距的晶狀體或睫狀肌失去彈性，調節力逐漸衰退，即老花眼睛。失去彈力的組織無法長時間持續工作，亦即一旦罹患老花眼，眼睛就容易疲勞。

眼睛疲勞是由於持續近距離視物之後，出現的視蒙、眼脹、眼部乾澀、灼痛、眼及眼眶痠痛等症狀，以及頭痛、噁心、乏力等周身不適的一組綜合徵。

依據五行說，眼睛和肝的關係非常密切，肝病從眼睛而來，眼病也是從肝而來，所以，眼睛如果生病，要注重肝臟的治療，藥膳和漢方中的補肝劑常使用動物的肝。

《神農本草經》是一部很有價值的古典醫書，其中提到眼睛疲勞的人要食用羊或鴨的肝臟，還有《千金要方》中提到的羊肝散也是用羊肝做成的，像這樣使用動物的肝臟來治肝的方法，在中醫學上稱「同物同治」，就是肝不好的人吃動物的肝，胃不好的人吃動物的胃。

中藥中使用最多的是枸杞，枸杞有滋補肝和腎的作用，也具有長壽不老的效能，深受一般人喜愛和廣用，可以治療眼睛疲勞及老花眼。有些家庭為了防止中學生眼睛疲勞，就在稀飯中加入枸杞。

枸杞肉末

【材料】三～四人份

枸杞二十克，豬絞肉二百克，韮菜一百克，萵苣一個，蛋白一個，油四大匙，調味料Ⓐ（雞骨湯¾杯、紹興酒、蔥、薑切細、鹽及胡椒各適量）。

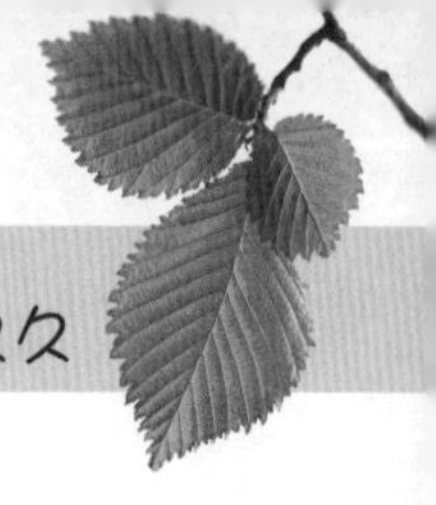

【作法】

①枸杞浸在溫水中。

②把豬絞肉連同蛋白，加上調味料Ⓐ，一起攪拌二十分鐘。

③先熱鍋再放入酒和②，炒好後盛入盤內。

④切細的韭菜和枸杞放入鍋內，炒好後盛入③。

⑤萵苣剝開來洗，乾燥後放在盤上，把④包在裏面就可以食用。

薄荷糖

• 具有疏風熱，清頭目之功效。

【材料】

薄荷粉三十克，白糖五百克。

【作法】

①將白糖放入鍋內，加水少許，以文火煉稠。

②加入薄荷粉，調勻，再煉至不黏手時，倒入抹有熟菜油的瓷盤內，放冷，

切成小塊，隨時含咽。

銀枸明目湯

• 適用於食用枸杞肉末無效的人。

【材料】一人份

銀耳三克，枸杞五克，雞肝一百克，酒、鹽、醬油、太白粉、薑各適量，雞骨湯五百ｃｃ。

【作法】

①雞肝洗乾淨後切成片。

②太白粉在碗中加水，然後把雞肝、酒、鹽和薑放入醃二十分鐘。

③銀耳用水洗乾淨後再泡在水中。

④事先做好的雞骨湯放入鍋中，用武火煮，沸騰以後，依照順序放入鹽、醬油、銀耳、雞肝和枸杞，用武火煮一分鐘後即可。

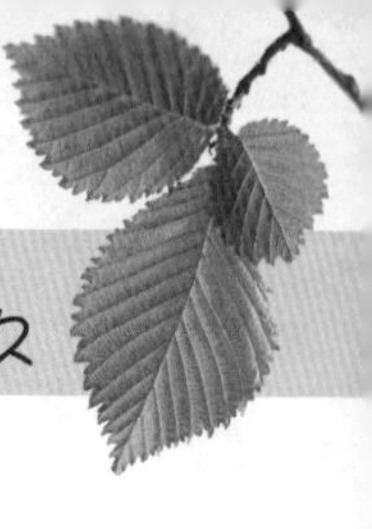

石決明生地飲

•具有平肝潛陽，清熱明目的功效。

【材料】

石決明十八克，生地十五克，桑葉九克，黑芝麻九克，白糖適量。

【作法】

黑芝麻用布包後，與其他藥一同水煎煮，去渣取汁。

※代茶飲，每天一劑，連服六～七劑。

桑菊枸杞飲

•具有散風熱、清肝明目的功效。

【材料】

桑葉九克，菊花九克，枸杞子九克，決明子六克，白糖三十克。

【作法】

①將桑葉、菊花、枸杞子、決明子洗淨，放入鋁鍋內，加水適量，置中火燒沸十～十五分鐘，濾出汁液。

②如法再煎煮一次，合併二次汁液，加入白糖，煮沸即成。

羊肝粥

• 適用體質虛冷、眼睛疲勞的人。

【材料】一人份

羊肝三十克（用牛肝也可以），米二十克，蔥、薑、鹽各適量。

【作法】

①水五百cc和米，用武火煮開後，再用文火煮二十分鐘。

②把切成片的羊肝加入鍋內煮，要拿掉浮在最上層的污物，再用文火煮五分鐘後關火，並蓋上鍋蓋五分鐘，最後放入切細的蔥和薑，並加上鹽即可食用。

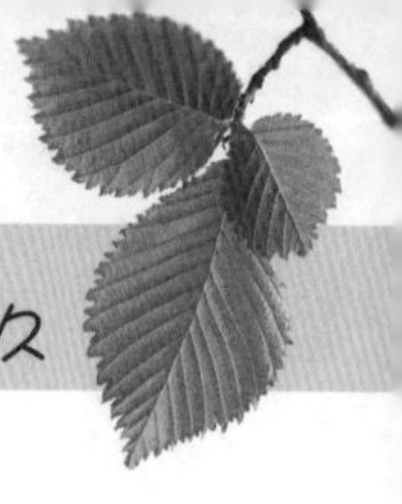

具有解酒功能的藥膳

酒稱之為「百藥之長」或「有百害而無一利」但均只見片面之真理，無法道出對酒之真正認識。

自古以來，酒的效用為人所重視，但是，飲法不對會有反效果。元朝的《飲膳正要》是一本具有代表性的經典營養書，書中提到酒以「少飲為佳」。少量的酒對身體有益，喝醉了就不好。

依《本草綱目》（明李時珍著）所載：「酒，許久才用它時，幾乎所有的人會得病，此物損益兼備，用之不可不慎。」但酒並非自己有毒，只是飲用量的問題而已。因飲法的不同，它可以成為「百藥之長」也可成「百害」。

食物定時定量，早起、早睡、注意房事，酒少量飲用，此為古人健康長壽的秘訣。若飲酒過量則會惡醉、二日醉、引起急性、慢性的酒精中毒症。

但這只是因為過飲所致，被稱為「百藥之長」的酒，在數千年以來，即做為藥用，這是不可否認的事實。酒因用法的不同而成藥。

適量的飲酒能刺激胃部促進消化液的分泌，具使大腦麻痺的作用而易熟睡。使精神爽快、鬆散身體。忙完一天的工作帶著疲倦的身心回家後，吃著太太煮的料理，晚酌一杯實在是人生一大樂事。

這裏所介紹的蓮梨汁是根據清代具有代表性的作家吳瑭著《五汁飲》，書中記載把梨、荸薺、鮮葦根、麥門冬和蓮藕五種汁冰冷後飲用，其特色是喝下後能使身體冷下來。

蓮梨汁就是利用這五種中的梨和蓮藕做成，如果因為喝醉引起喉嚨乾渴，體內的火氣變大，這個時候可以喝蓮梨汁來冷卻火氣。

蓮梨汁

【材料】一人份

蓮藕一百克、梨子一個。

【作法】

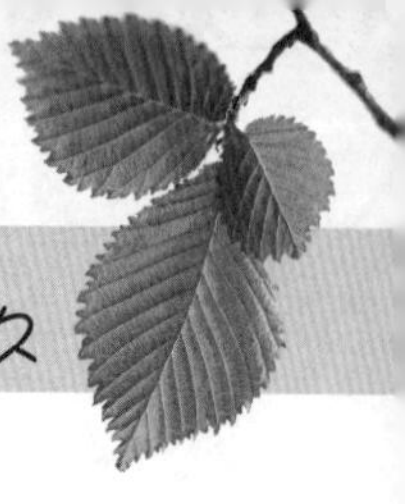

削掉梨子的皮並取出心，然後和蓮藕一起放在果汁機打成汁即可飲用。

茅根粥

• 具有清熱利尿之效。適用於酒醉口渴，尿血，小便不利的人。

【材料】

白茅根三十克，白米一百克，白糖適量。

【作法】

①白茅根擇淨，放入鍋內，加清水適量，浸泡五～十分鐘後，水煎取汁。

②加入白米煮粥，待粥熟時下白糖，再煮一～二沸即成。

※每天一劑，連續三～五天。

綠豆芽粥

• 具有清熱解毒之效。適用於醉酒煩渴的人。

【材料】

綠豆芽一百五十克，白米一百克，調味品適量。

【作法】

①綠豆芽擇洗乾淨備用。

②取白米淘淨，放入鍋中，加清水適量煮粥，待熟時調入綠豆芽、調味品，煮至粥熟服食。

※每天一劑。

鳳梨蜜

•具有止渴解煩，醒酒益氣之效。適用於醉酒口渴的人。

【材料】

鳳梨、蜂蜜各適量。

【作法】

將鳳梨去皮，再切成塊榨汁，加蜂蜜調勻飲服，每天一劑。

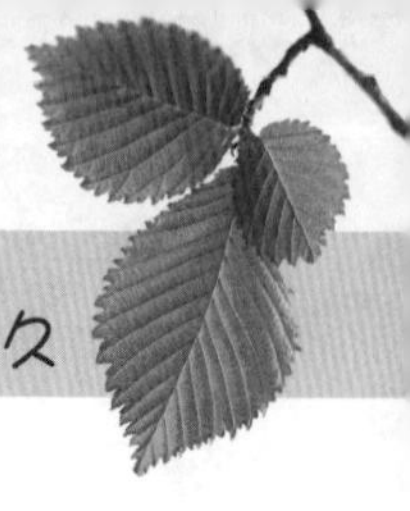

治療便秘、痔瘡的藥膳

醫學研究發現，人體腸道中寄存的細菌，無時無刻都在產生大量毒素，如吲哚、吲哚乙酸等，這些毒素被人體吸收後，會導致機體慢性中毒，從而促進衰老，因此，保持大便通暢，使腸清潔，減少糞便毒素的吸收，可延緩衰老，健康長壽。

便秘為臨床常見多發病，多見於中老年人，飲食過於精細、嗜食辛辣、飲食失調、缺乏運動、過度疲勞等，均可影響胃腸功能而發生便秘。

便秘的原因很多，中醫學上認為最主要的原因有「熱邪」、「氣虛」和「血虛」三種。

「熱邪」的人因腸內有熱度，失去潤滑，因此，大便變得乾硬，即形成便秘。「氣虛」的人身體虛弱而且精神不好，體內水分又不夠，自然大腸的蠕動因而衰退，於是引起便秘。「血虛」是血液不足，腸子的營養失調，最後發生便秘。

後漢名醫張仲景治療便秘的方法，是使患者食用含有豬脂肪的食物，因為供給油脂，能潤滑腸子，大便自然暢通，這個想法，至今仍被傳統營養學認定。

現在便秘的原因還多了一項，由「寒邪」所引起的，怕冷及四肢容易寒冷的人，因為天氣寒冷，大便就堅硬起來，這種罹患寒邪便秘的人，要用保暖腸子的方法來治療，因為保暖腸子能溶化大便，所以，可以飲用羊肉和牛肉所做湯汁來治療。

這種寒症便秘的人，只要治癒冷症，便秘就會隨著好轉，至於冷症患者所適用的藥膳請看——一七一頁「治療冷症的藥膳」。

痔瘡是直腸末端黏膜下和肛管皮下的靜脈叢發生擴大、曲張所形成的柔軟靜脈團，是肛門直腸病中最常見的疾病，多見於成年人。

單純外痔一般無明顯症狀，當痔靜脈破裂，血塊凝聚皮下時，稱為「血栓性外痔」，以肛門部突然劇痛，並有腫物為主。

中醫學認為，本病多因臟腑本虛，兼因久坐、負重遠行，或長期便秘，或瀉

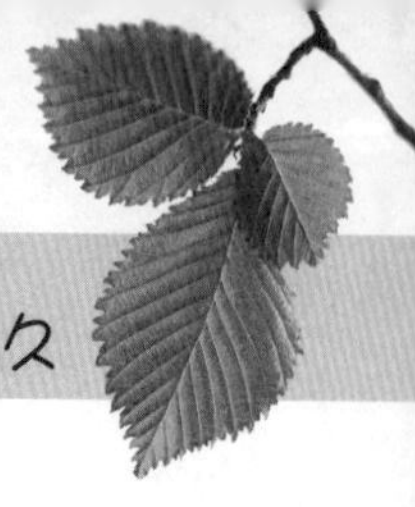

痢日久，或飲食不節、或臨廁久蹲，過食辛辣肥甘之品，導致臟腑功能失調、風燥濕熱下迫，氣血瘀滯不行、阻於魄門、結而不散等。

菠菜粥

• 具有健脾養胃，潤腸通便功效。適用於大便秘結的人。

【材料】一人份

菠菜五十克，豬背骨一公斤，肉蓯蓉二十克，米二十克。

【作法】

①水五公升、豬背骨和用紗布包好的肉蓯蓉，用武火煮開後，再用文火煮二小時。

②菠菜浸在水中後切段。

③鍋內放①的湯四百ｃｃ和米，用武火煮開後，再用文火煮二十分鐘。

④放入菠菜，再一次用武火煮開後關火，並蓋上鍋蓋五分鐘。

※每天早上食用。

牛肉蓯蓉湯

• 具有補腎壯陽，潤腸通便功效。適用於老年人陽虛便秘。

【材料】一人份

牛肉塊（或羊肉塊）二百克，肉蓯蓉五克，辣椒三克，鹽、胡椒各適量。

【作法】

①水三公升、牛肉（或羊肉）和紗布包好的中藥（肉蓯蓉和辣椒），用武火煮開後，再用文火煮至五百ｃｃ。

②取出紗布包好的藥，加上鹽即可食用。

蔴仁蜜

• 具有潤腸通便，滋養補虛功效。適用於津枯腸燥所致的大便秘結。

【材料】十天份

蔴子仁二百克，蜂蜜二百ｃｃ。

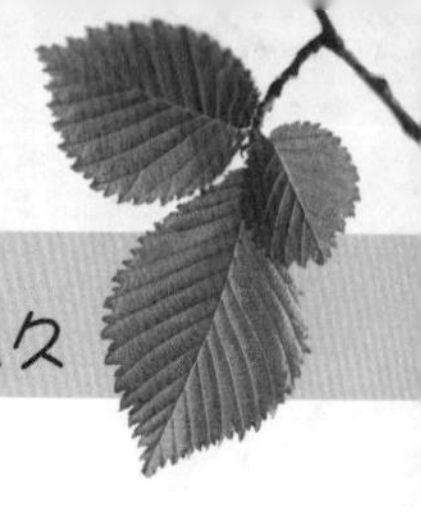

【作法】

①把蘇子仁放在平底鍋用中火輕炒，待乾燥後剝殼磨成粉。

②水六百ｃｃ和蘇子仁粉，用武火煮開後，再用文火煮至三百ｃｃ的水量，然後用紗布過濾，即得Ⓐ液。

③再放入六百ｃｃ的水，和②的方法一樣，取得三百ｃｃ的水量，即得Ⓑ液。

④混合Ⓐ液和Ⓑ液，再用文火煮至三百ｃｃ。

⑤蜂蜜放入別的鍋內，用文火蒸發水分。

⑥將④放入⑤充分攪拌，倒入煮沸消毒過的瓶子（要加蓋），最後放入冷藏庫保存。

※每天早上飲用五十ｃｃ，可加開水服用。

蘇子麻仁粥

•具有順氣利腸功效，適用於老年人病後大便不通。

【材料】
紫蘇子、火麻仁各十克，白米一百克。
【作法】
①將二藥擇淨，放入鍋中，加清水適量，浸泡五～十分鐘後，水煎取汁。
②加入白米煮為稀粥即成。
※每天一劑，連續二～三天。

厚朴豬腸丸

• 具有下氣潤腸通便功效，適用於大便乾結的人。
【材料】
厚朴適量，豬大腸一段。
【作法】
將厚朴擇洗淨，再研細。加入豬大腸中，煮熟後共搗為丸。
※每次十克，每天三次，薑湯送服。

柏子仁酒

•具有潤腸止血功效。適用於腸風下血。

【材料】

柏子仁十克，白酒適量。

【作法】

將柏子仁搥碎，加白酒適量煎沸飲用，每天一劑。

香連豬腸

•具有行氣清熱功效。適用於腸風下血的人。

【材料】每天一劑。

木香、黃連各等量，豬大腸適量。

【作法】

①木香、黃連擇淨，研為細末。

②將①放入豬大腸中，紮緊，煮至豬大腸熟後，去藥食腸。

炒鱔魚

•具有清熱除濕功效，適用於內痔出血的人。

【材料】

鱔魚、水生粉、醬油、料酒、素油、蔥、薑、蒜、鹽各適量。

【作法】

①將鱔魚洗淨，去骨脊，切片，用水生粉、醬油、料酒等勾芡。

②鍋中放素油燒熱後，下蔥、薑、蒜等爆香，而後下鱔片翻炒，等熟時調入鹽即成。

絲瓜瘦肉湯

•具有清熱利腸功效。適用於初期內痔便血的人。

【材料】

絲瓜二百五十克，豬瘦肉二百克，鹽適量。

【作法】

①絲瓜洗淨切塊。

②豬瘦肉洗淨切片，加入①、水適量煲湯，用鹽調味即成。用於佐膳。

治療下痢的藥膳

下痢即是泄瀉，指排便次數增多，糞便清稀，甚至如水樣而言。本病一年四季均可發生，但以夏秋兩季多見。

中醫學認為，下痢多為感受外邪，濕阻脾陽或飲食不節，損傷脾胃，或肝鬱犯脾，運化失常，或臟腑虧虛，攝納失調所為。其主要病變在脾胃及大小腸，關鍵在於脾胃功能障礙。因而調理脾胃使之功能正常為治療要點，同時應注意飲食，避免生冷、油膩食物。

下痢有急性和慢性兩種，急性下痢發生的很快，但時間短暫，原因很多，不外乎是體內有細菌、食物中毒、暴飲暴食和感冒，最重要的是保持鎮靜，斷絕病因，但是，如果下痢有脫水的現象，就要充分供應水分。

在這裏介紹馬齒莧粥，馬齒莧是一種中藥，有清熱、解毒的效用，又能整腸，下痢時常常利用到它。

慢性下痢比較嚴重，經常腹瀉，肚子卻不痛，患者多是胃腸虛弱或患有慢性腸炎的人，只要天氣寒冷就有下痢的現象，另外，因自律神經失調而引起的過敏性大腸炎，也同樣會有慢性下痢。

罹患慢性下痢的人，精力會逐漸消失，變成氣血虛弱的狀態，好像沉在水中，迷迷糊糊一般，大便也無法乾燥。傳統營養學的治療方法是身體保溫，使大便乾燥，並食用適合病情的藥膳。

需要注意的是，在治療過程中出現腹瀉不止，腹痛加重，或發熱不退時，應及時去醫院檢查治療。

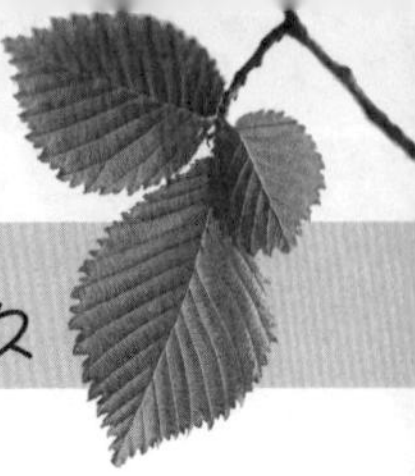

馬齒莧粥

• 適用於急性下痢的人。

【材料】一人份

馬齒莧二十克，米二十克。

【作法】

水五百ｃｃ、馬齒莧和米，用武火煮開後，再用文火煮三十分鐘，然後再一次用武火煮開後關火，並蓋上鍋蓋五分鐘。

薏苡仁粥

• 適用脾虛下痢，肢體腫滿的人。

【材料】

薏苡仁、米各五十克，白糖適量。

【作法】

將薏苡仁、米淘淨，同放鍋中，加適量清水煮粥，待熟時調入白糖，再煮一～二沸即成。

※每天一劑。

豆蔻烏豆湯

• 具清熱利濕，養陰生津功效。適用於下痢後心煩、口渴的人。

【材料】

豆蔻、黃連各五克，烏豆五十粒，生薑三片。

【作法】

將四藥擇淨，放入鍋中，加清水適量，浸泡五～十分鐘後，水煎取汁飲服，嚼食諸豆，每天一劑。

腸炎粥

• 適用於慢性下痢，但精神良好的人，或是過敏性大腸炎的人。

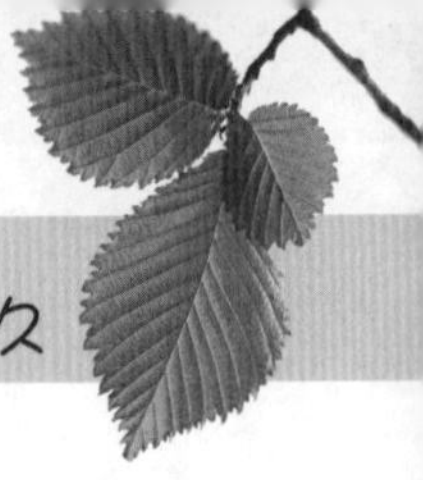

【材料】一人份

人參二克，茯苓五克，芡實五克，白扁豆二十克，米二十克。

【作法】

①這四種中藥，可一次做三十天份或九十天份（各分量的三十或九十倍），用磨粉機磨成粉後，放入瓶中保存。

②把一次的分量泡在冷水中。

③水五百cc和米，用武火煮開後，放入②液，用文火煮二十分鐘，再一次用武火煮開後關火，並蓋上鍋蓋五分鐘。

※每天一次，至少吃三個月。

扁豆花餛飩

•具有溫中暖胃功效。適用於寒濕下痢，脘腹疼痛的人。

【材料】

白扁豆花一百克，豬脊肉一百克，胡椒七粒，麵粉一百五十克，醬油、鹽、油適量。

【作法】

①選取白扁豆花正開的，以沸水燙過。

②豬脊肉剁為肉泥。

③胡椒油炸後研末，加醬油、鹽適量作餡。

④用燙扁豆花的沸水待涼和麵粉，擀麵皮並切成三角形，包小餛飩，煮熟即可食。

※每天一劑。

治療低血壓的藥膳

低血壓是大腦皮層血管運動中樞的一種神經官能症，為神經血管張力不足性低血壓。分為症狀性低血壓和體位性低血壓。

低血壓的診斷標準是收縮壓低於九十mmHg，舒張壓低於六十mmHg，脈壓

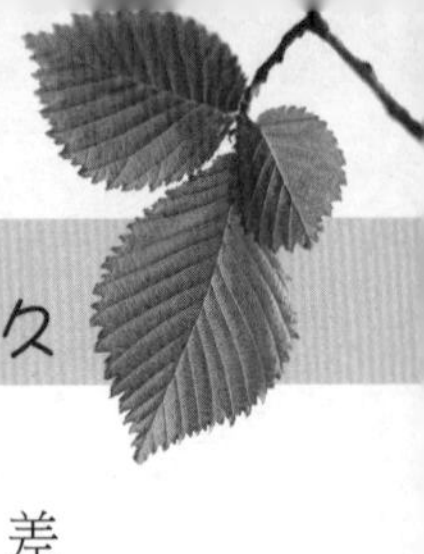

差也常低於二十mmHg。

中醫學認為低血壓屬於「眩暈」範疇，其原因是氣血兩虛，尤其氣虛更是主要的原因，氣虛就是氣不足，原因是生理機能發生障礙，或由慢性疾病引起，古時雖無血壓計，但因氣虛而引起的眼花撩亂、疲勞、手足痠痛、無力感、失眠、臉唇蒼白和脈搏微弱等等，都是低血壓的症狀。

氣和五臟有密切的關係，五臟控制氣的運行，尤其是脾、肺乃是容納氣的所在，因此，傳統營養學有補脾和肺的藥膳。

補氣的代表性藥物是人參，人參能養氣，血是靠氣的作用來運行的，如果吃了人參，血會運行到全身，自然不會有疲勞、四肢無力和頭昏眼花的現象。

大棗是補氣的代表性藥物，能增進體力和安定精神，消除目眩、低血壓和情緒不安的現象，這裏也介紹兩種含有大棗的藥膳。

阿膠是補血的高貴藥物，也是治療女性貧血不可缺少的，對於產後、病後的貧血和低血壓很有效。

龍眼有補脾養血的作用，還可以促進消化吸收機能。

人參黑棗粥

• 適用於怕冷、虛弱的人。

【材料】一人份

人參二克，黑棗五個，米三十克，黑砂糖適量。

【作法】

①水二公升、人參和大棗，用中火煮至六百ｃｃ的水量。

②米放入①，用武火煮開後，再用文火煮二十分鐘，再一次用武火煮開後關火，蓋上鍋蓋五分鐘，並放入黑砂糖，藥也可以食用。

龍眼阿膠黑棗粥

• 對心臟激烈跳動、貧血、精神不穩定和失眠的人有效。

【材料】一人份

龍眼肉七克，黑棗三個，阿膠三克，米三十克，米酒或高粱酒十ｃｃ。

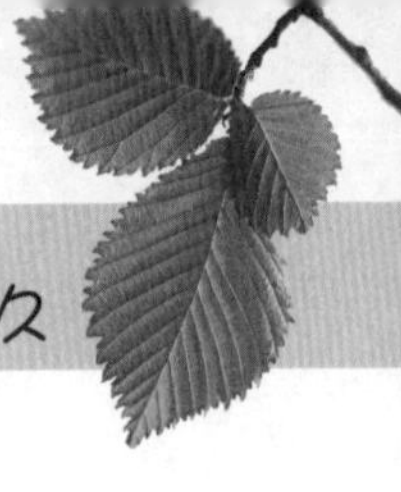

【作法】

①水二公升、龍眼肉和黑棗，用中火煮至六百ｃｃ的水量。

②米放入①，用武火煮開後，再用文火煮二十分鐘，然後再一次用武火煮開後關火，並蓋上鍋蓋五分鐘。

③在別的鍋內煮沸開水，把酒及阿膠倒入碗中，再放在鍋中隔水煮，使阿膠溶化。

④將③倒入②中，即可食用。

薑汁黃鱔飯

• 具有補虛損，益氣血功效。適用於心脾兩虛、氣血不足的人。

【材料】

黃鱔一百五十克，薑汁二克，米、花生油適量。

【作法】

①黃鱔洗淨，切段，用薑汁、花生油拌勻。

②待米飯煮至水分將乾時，把①放在飯面上，文火燜三十分鐘後食用。可當佐餐食。

陳皮炒雞肉

・具有健脾理氣，補養強身功效。適用於貧血病型低血壓的人。

【材料】

雞肉二百四十克，陳皮末十克，醬油十二克，蔥少許，生薑、料酒、白糖、鹽、花生油、紅辣椒、花椒、醋適量。

【作法】

①雞肉剁成塊，加入蔥、薑、料酒、鹽、醬油拌勻浸漬十五分鐘左右。

②鐵鍋置武火上，倒上花生油，燒到八成熟時，放入①，炸成金黃色倒出。

③再將鐵鍋放在武火上，倒入花生油十五克，把乾紅辣椒、花椒、陳皮末、雞塊等放入鍋中翻炒。

④當乾紅辣椒呈黃褐色時，將料酒、醬油、白糖等調在一起入鍋內，隨後下

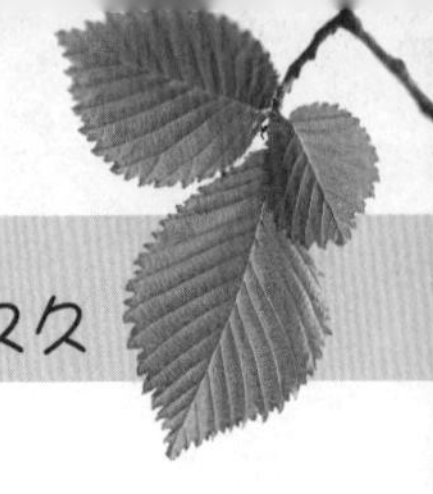

入雞清湯，移到火上將雞清湯燒乾，把醋放入鍋內，翻轉幾下晾涼即成。

※每天二次，當佐餐食。

復元湯

• 具有溫補脾腎功效。適用於脾腎兩虛所致的低血壓患者。

【材料】

淮山藥五十克，肉蓯蓉二十克，菟絲子十克，核桃仁二個，羊瘦肉五百克，羊脊骨一具，粳米一百克，生薑、蔥、鹽、胡椒粉、料酒、八角、花椒適量。

【作法】

①將羊脊骨剁成數節，用清水洗淨；羊瘦肉洗淨後，汆去血水切成塊；將淮山藥、肉蓯蓉、菟絲子、核桃仁用紗布袋裝好紮口。

②生薑、蔥白拍破。

③將以上諸物和粳米同時放入砂鍋內注清水適量，武火燒沸，撈去浮沫，再放入花椒、八角、料酒，用文火繼續煮，燉至肉爛為止。

④將肉、湯出鍋裝碗後，加胡椒麵、鹽調味即成。

※每天二次，食肉喝湯。

治療冷症的藥膳

冷症是由於自律神經作用或荷爾蒙分泌不平衡，導致末梢血管收縮、血液流量減少所引起的。此外，與精神疾病也有關連。

其特徵是，只有手、腳、腰部等特定部位會覺得冰冷，且通常伴隨著發燙、血氣上衝、浮腫等症狀。也會出現手腳冰冷但臉發燙、血氣上衝的症狀。

日本女性對流行的服飾很敏感，經常穿的很單薄，雖然美麗，卻有很多人為罹患冷症而煩惱，據說，五個女孩中就有四人罹患冷症，本國女性因為經常穿著長褲，必要時還會添加衣服，所以冷症的人並不像日本女性那麼多。

冷症對女性而言，是一種痛苦的疾病，但不會立刻影響生命，因而常被人忽視，冷症的人有貧血、生理不順、生理痛和白帶等症狀，患者經常有腰痛、坐骨

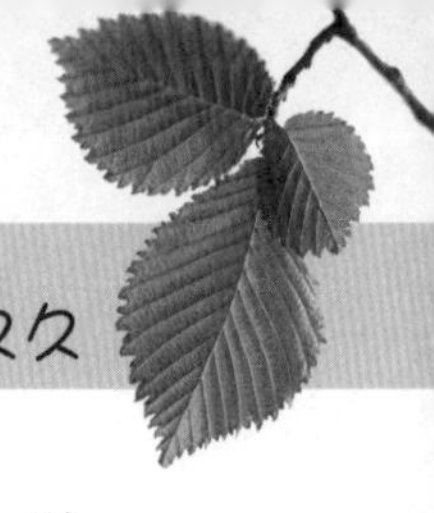

神經痛和膀胱炎等疾病，所以一定要接受治療。

冷症的食療法，要採用熱性性質的食物做為藥物，在漢方的聖典《傷寒論》中曾有記載羊肉和當歸做成的食補，羊肉和當歸都是熱性食物，以下就介紹當歸牛肉。

熱性食物有大蒜、薑和蔥，水果則是番石榴、櫻桃和紅豆，皆有保溫作用，相反的，梨子和柿子是寒性的，所以冷症的人最好不要吃，蔬菜中的茄子也是寒性。日常中的飲食宜多加注意，經常食用藥膳可以改善冷症體質，就不會再怕冷，也就可以穿任何的流行衣服了。

羊肉粥

【材料】一人份

附子三克，當歸三克，辣椒五克，絞羊肉（牛肉也可以）五十克，糯米二十克，蔥、薑、鹽各適量。

【作法】

①水三百ｃｃ，沸騰以後放入用紗布包好的附子，用文火煮十五分鐘。

②再放入用紗布包好的當歸和辣椒、絞羊肉和水五百ｃｃ，用武火煮開後，再用文火煮十五分鐘。

③糯米放入，用武火煮開後，再用文火煮二十分鐘，然後再用武火煮開後關火，並取出紗布包著的藥，蓋上鍋蓋十五分鐘後，放切細的蔥、薑和鹽。

※一天一次，食用十天後休息三天，如此反覆食用三遍。

當歸牛肉

【材料】三～四人份

牛肉三百克，當歸十克，紅蘿蔔二條，小松菜二百克，蔥、薑各適量、調味料Ⓐ（砂糖½小匙、雞骨湯½杯、紹興酒、醬油、豆瓣醬各適量）、調味料Ⓑ（太白粉二小匙、蔴油適量）。

【作法】

①在深底鍋內放入牛肉和當歸，並加水，肉要完全浸在水裏，如果水少要隨

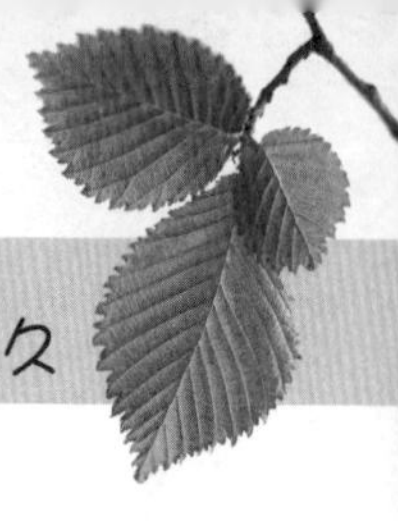

時加水，用中火煮三小時，使用壓力鍋只要三十分鐘。

②紅蘿蔔切成小塊後，用熱水燙一下。

③小松菜也用熱水燙一下，然後加上少許的鹽和蔴油在鍋中炒，炒好後放在漏勺，使水滲出。

④在③的鍋內加上蔴油，蔥、薑切細後加入，炒出香味為止。

⑤取出①中的牛肉，切成二公分寬後放入④的鍋中，加上調味料Ⓐ，用武火煮開後加水，並放入調味料Ⓑ，關火前加上蔴油。

⑥混合③和⑤，並用②紅蘿蔔點綴。

香菇瘦肉湯

• 具有益氣和血，滋陰潤膚功效。適用於氣血津液不足，皮膚乾燥的人。

【材料】

豬瘦一百克，香菇二十克，蔥十克，鹽適量。

【作法】

①豬瘦肉洗淨，切成片。
②香菇溫水泡發，蔥切末。
③將①②同鹽、水同燉，肉熟後即可食用。

治療更年期障礙的藥膳

更年期是女性卵巢功能逐漸消退直至完全消失的一個過度時期，是一生中必須經過的生理變化期，一般在四十五～五十五歲。更年期時，卵巢的分泌會發生變化，因此荷爾蒙分泌不均衡，結果產生自律神經失調的病狀，引起許多痛苦。

在更年期的過程中，月經停止來潮，但部分婦女在此期間前後會出現一系列性激素減少所致的症狀，包括植物神經功能失調的症候，這些稱為更年期綜合徵。

本病屬中醫學的「經斷前後諸證」的範疇，主要由腎虛所致，有偏於陰虛火旺而出現心腎不交者和肝陽上亢者，有偏於陽虛出現脾腎陽虛者。

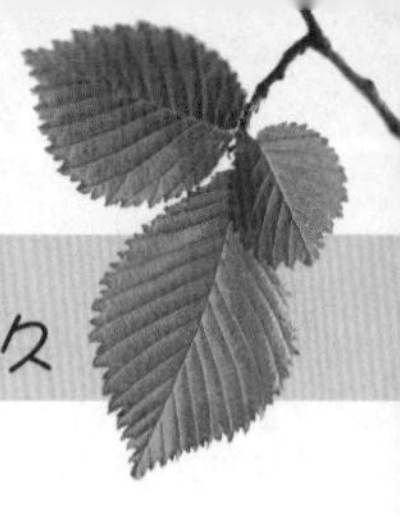

紀元三世紀，後漢的名醫張仲景在他所著的《金匱要略》中提到：「婦女精神不安定，有時哭，有時笑，而且易怒，這種症狀稱作臟躁，最好食用甘麥大棗湯。」

臟躁就是現在我們所說的歇斯底里，更年期正是為臟躁煩惱，甘麥大棗湯可說是治療更年期障礙的最好處方，其實不只在更年期，失眠、自律神經失調症、小兒的夜驚症和癲癇症都能夠用這個藥方來治療。

所用的藥材如同藥名所表示的，有甘草、小麥和大棗三種，小麥有養心安神和止血的作用，大棗有養血安神和補益脾胃的作用，甘草能促進消化吸收作用，三者綜合起來有莫大的功效，本書要介紹的是可以在家中做的稀飯。

甘麥大棗粥

- 適用於精神不安及心臟激烈跳動的人。

【材料】一人份

甘草四克，薄力粉三十克，黑棗十個。

【作法】

①水五百ｃｃ和黑棗，用武火煮開後，再用中火煮二十分鐘。

②甘草磨成粉。

③薄力粉加冷水攪拌。

④將②放入①加以攪拌，並用中火煮五分鐘。

⑤將③倒入④，煮三分鐘，也可以加入砂糖。

※每天一次，食用三個月，如果食用後無效，依然有不安、心臟激烈跳動和心情不穩的現象，就食用下面的藥膳。

解鬱膏

•適合食用甘麥黑棗粥無效的人。

【材料】五十天份

柴胡二百五十克，白芍二百五十克，白朮二百五十克，當歸三百克，黑棗二百五十克，甘草一百五十克，小麥粉一公斤，蜂蜜二・五公升。

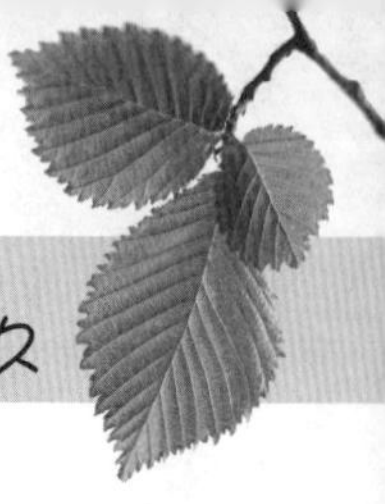

【作法】

①大的珐瑯鍋內放水八公升和藥材，用武火煮開後，再用中火煮至三公升的水量，再用紗布過濾，得Ⓐ液。

②再用水五公升，和①同樣的方法，煮至剩三公升的水量，再用紗布過濾，得Ⓑ液。

③將Ⓐ液和Ⓑ液合起來煮，用文火煮至二・五公升的水量。

④蜂蜜放入別的鍋內，用文火蒸發水分。

⑤將③倒入④，稍微加熱並攪拌均勻。

⑥將⑤液倒入煮沸消毒過的瓶子，冷卻後加蓋並放入冷藏庫保存。

※每天二次，早起睡前飲用五十ｃｃ，飲用時要加一百ｃｃ的熱開水。

鮮百合湯

・具有滋陰養心，清心安神的功效，適用於頭暈失眠、虛煩不安的人。

【材料】

鮮百合五十克，棗仁十五克。

【作法】

①先將鮮百合用清水浸一晝夜備用。

②棗仁放入鍋內，用水煎三十分鐘，去渣取汁。

③將②汁，放入百合煮熟，連湯食用。睡前服用尤佳。

枸杞炒肉絲

‧具有滋肝益腎、利五臟的功效，適用於女性更年期綜合徵，表現為頭暈耳鳴、胸膈煩熱、小便不利的人。

【材料】

枸杞子三十克，豬瘦肉一百克，青筍三十克，豬油、鹽、醬油、澱粉適量。

【作法】

①枸杞子洗淨，豬瘦肉、青筍洗淨切成絲備用。

②將鍋烘熱，放入豬油燒熱，投入肉絲和青筍爆炒至熟，加入其他調料，用

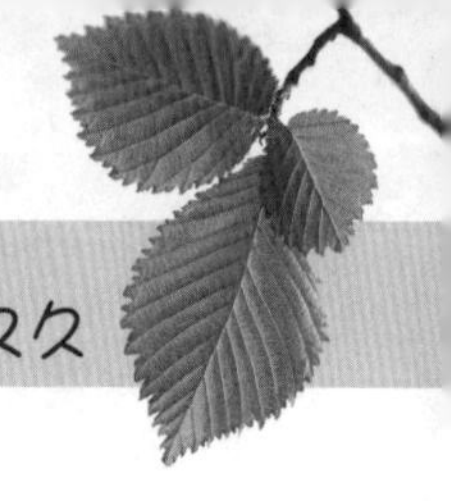

澱粉勾芡，放入枸杞子，即可食用。

附片鯉魚湯

• 具有溫腎利水功效，適用於腰膝痠冷，大便溏薄、面目浮腫的人。

【材料】

製附片十五克，鯉魚五百克，薑末、蔥花、鹽適量。

【作法】

①鯉魚刮去魚鱗，洗淨去內臟備用。

②將附片放入鍋中，加清水適量，用文火煮一～二小時，去渣留汁。

③用②煮鯉魚，待魚熟時，加入薑末、蔥花、鹽。

※食肉飲湯，一天二次。

桑椹粥

• 具有補肝益腎、滋陰補血功效，適用於更年期女性出現陰血不足、頭暈目眩、失眠耳鳴、視力減退、高血壓的人。

【材料】

桑椹三十克，糯米五十克，冰糖適量。

【作法】

①新鮮紫色桑椹果實，用水浸泡片刻，去掉長柄。

②將糯米淘洗乾淨，與桑椹、冰糖一同放入砂鍋內，加水四百cc，用文火煮至粥黏稠為度。

※每天晨起時溫熱頓服。

合歡花粥

• 具有安五臟、養心明目功效，適用於忿怒憂鬱、虛煩不安、健忘失眠的更年期人。

【材料】

乾合歡花三十克，粳米五十克，紅糖適量。

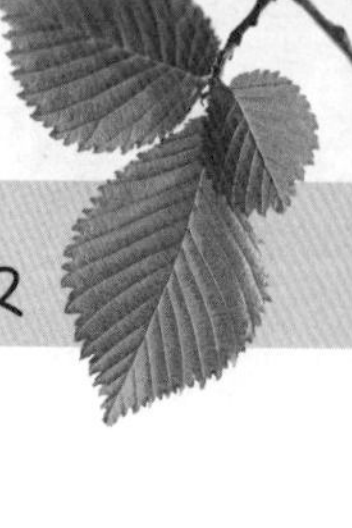

【作法】

①乾合歡花（如用鮮品，量為五十克）洗淨放入砂鍋內，煎汁備用。

②在①中加入紅糖、粳米同煮至米熟粥稠即可。

※每晚在睡前一小時空腹頓服。

治療肥胖的藥膳

各國學者對人體恰當的標準體重，進行過不少研究，意見分歧很大，但現在最常用的，最簡單的體重計算方法是：

1. 成年男子標準體重（公斤）＝身高（公分）減一〇〇
2. 成年女子標準體重（公斤）＝身高（公分）減一〇五
3. 兒童（二歲以上）標準體重（公斤）＝年齡乘以二加八
4. 三～五個月的嬰兒體重是出生時的二倍約六．四公斤
5. 一歲的孩子為新生兒時的三倍，約九～十公斤

※新生兒的體重，平均約三・三公斤

體重不是恆定不變的，它隨著年齡、性別的差異而不同。並且隨種族、季節、環境和晝夜的不同而變化。

而且，體重也不是測定肥胖唯一的標準。許多運動員、健康者，雖然體重的超過標準，但他們給人的印象，是一種健壯之美，不是肥胖之軀。所以，判斷肥胖，應根據體內脂肪是否過量來測定。

時代不同，審美標準也各異。現代人減肥，不是為了達到「身輕如燕」、「纖腰婀娜」，而是因為「雍容華貴」的過度「富態」，確實跟不上時代的節奏。特別是社會的進步，生活水準的提高，因肥胖而導致的「文明病」、「富貴病」已成為冠心病、高血壓、糖尿病等多種疾病的前奏曲。而這些疾病可以大大增加人們的死亡機會。

唐代和明代由於社會比較安定，肥胖的人比較多，戰亂紛起的時候，肥胖的人自然較少，和糖尿病同樣的道理。

傳統營養學認為肥胖是消化吸收機能不調和，什麼是消化吸收機能？就是排

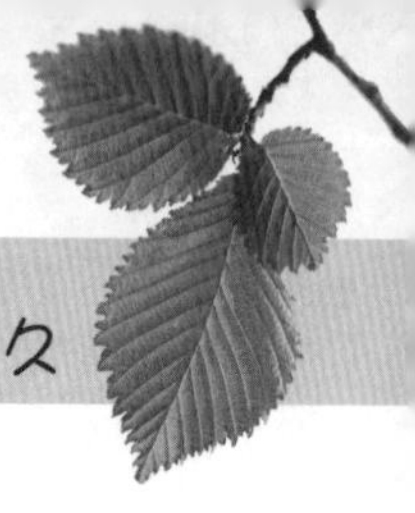

泄廢物，吸收有用的物質。如果吸收機能過分發達，但是排泄機能太差，兩者沒有調和，將形成肥胖，而治療的方法就是排除不必要的水分，補充營養。

排泄水分的方法有利尿和發汗，利尿要用茯苓和茶，想發汗則要運動或吃蔥等發汗劑，但是，肥胖的人多屬虛症，雖然盡量減輕體重，但也要增加營養才能產生體力。

若是只靠限制飲食來減輕體重，會使消化吸收機能更糟，體重只是一時的減輕，以後又會胖起來，另外，精神不安定的人，對消化吸收機能會有不良的影響，所以平時就要想辦法安定精神。

荷葉粥

- 具有健脾除濕，減肥功效，適用於肥胖症、冠心病、高血脂症的人。

【材料】一人份

荷葉十克，茯苓十克，米二十克。

【作法】

①荷葉洗乾淨後，除掉表面上的毛。

②水六百ｃｃ和荷葉，用武火煮五分鐘後，取出荷葉。

③米放入②中，用武火煮開後，再用文火煮二十分鐘。

④茯苓磨成粉後放入③，用武火煮開後關火，並蓋上鍋蓋五分鐘。

海帶茶

• 具有軟堅散結，化痰輕身功效，適用於肥胖症、甲狀腺腫大的人。

【材料】

海帶、白糖各適量，冷開水二百ｃｃ，話梅一粒。

【作法】

①將海帶洗淨，切成小塊，浸泡於二百ｃｃ的冷開水中。

②數小時後，即可加入白糖飲用，也可不用白糖，放入一粒話梅調味。

※最好每晚浸泡，清晨飲服。

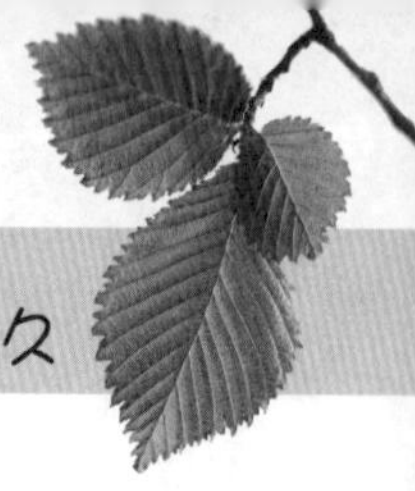

山楂黃耆湯

• 具有益氣補血，消脂減肥功效，適用於氣血不足，陰虛水濕內停的腫脹肥胖人。

【材料】

山楂、黃耆、萊菔子、肉蓯蓉各三十克，何首烏、澤瀉各二十克，白朮、防己各十五克。

【作法】

上藥同入器皿中，加水煎煮。每於飯前喝藥湯一碗，然後吃飯。每天一劑，連用二個月以上。

茯苓番茄

• 適於浮腫的人。

【材料】二人份

番茄四個，茯苓十克，蛋白二個，蔥一支，太白粉、蔴油各適量、調味料Ⓐ（醬油、砂糖、雞骨湯、紹興酒各適量）。

【作法】

①剝掉番茄皮，然後切片。
②茯苓磨成粉，和開水一起攪拌成糊狀。
③太白粉加水攪拌，倒在熱鍋中，蛋白攪好後也倒入，待凝固後盛起。
④鍋內放油，切細的蔥放下去炒，番茄也放入。
⑤放入②和調味料Ⓐ，太白粉和水攪拌好後也放入，盛上後再放入蛋白。

冬瓜粥

• 具有健脾利尿，輕身健體功效，適用於小便不利、肥胖症的人。

【材料】

新鮮連皮冬瓜一百克，粳米三十克。

【作法】

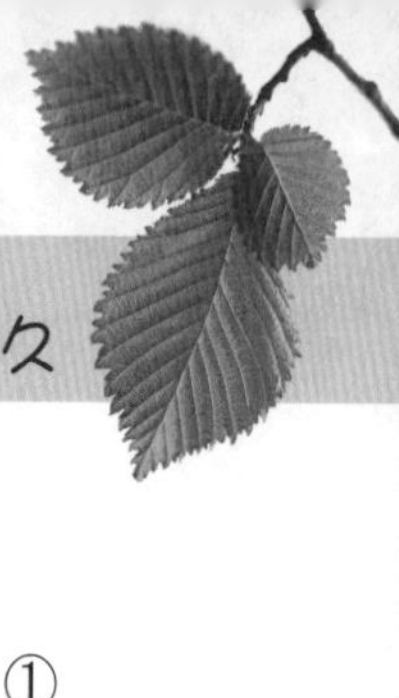

①將冬瓜皮用刀刮後洗淨，不要把皮削掉，切成小塊。

②粳米淘洗淨，與①同煮成粥。

※每天煮一次，早晚分食，十~十五天為一療程。也可經常食用。

具有 美容皮膚 功效的藥膳

美膚是人體健康保護的屏障，是人體健康和美的窗口。什麼是皮膚美，不同的種族對皮膚有不同的審美標準，黃種人喜歡潔白的膚色，因為白色給人以純潔、秀麗、端莊的感覺。

大千世界，膚色不同，審美標準各不同。黃種人喜歡肌膚潔白，因此有「一白蓋三醜」之說，但肌膚潔白又非營養不良的蒼白，所以，潤膚增白食療藥膳，是從根本上調整臟腑功能，糾正氣血陰陽的偏盛偏衰，使肌膚潔白細膩，臉色光澤紅潤。

不論東西方，男性要求精力充沛，女性則是美麗、漂亮，少女的皮膚最為自然美好，即使沒有化粧仍非常動人，可是，一旦到了二十五歲，皮膚就漸漸老化，這時保持皮膚的要點就是使老化緩慢。

皮膚能夠光滑，完全是血的作用，如果血不足，皮膚會顯得乾燥，所以貧血者的皮膚，看起來總是沒有生氣，因為身體的新陳代謝不好，使得皮膚吸收不到營養。

中醫認為美麗的根本在於血，倘若能解決血的問題，皮膚就會光滑而美麗。保持美麗肌膚最有名的藥就是阿膠，阿膠是用黑驢皮煮成的膠片，有補血和止血的作用，又能使頭髮變黑，一向被當作珍貴的藥材，古時被視為貢藥，只有皇宮中身分較高的女性才能飲用。現在若是當作禮物送給女性，也相當受歡迎。

最近的研究報告，含有膠厚質和白明膠的阿膠，能舒展皮膚，日本一些有名的化粧品廠商都在他們的化粧品中加膠原質。

阿膠酒

• 具養顏美容、烏髮的功效。

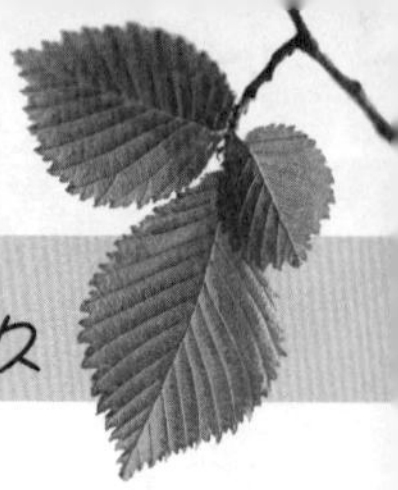

【材料】一個月份

阿膠五十克，米酒或高粱酒（二十五～三十五度）五百cc。

【作法】

①阿膠和酒倒入碗中，然後放在煮沸的水中溫熱十五分鐘。

②阿膠溶化後，倒入加蓋的瓶子中，並放到冷暗處保存。

※每天早上一次，飲用十cc。作好了可以馬上喝。

草莓香菜汁

• 具有滋潤皮膚的功效。

【材料】

草莓一百克，蘋果、甘藍、番茄各六十克，香菜三十克。

【作法】

①將蘋果洗淨，去皮。

②番茄用開水沖燙，剝去皮。

③草莓用淡鹽水洗淨，去蒂。
④香菜洗淨，去根。
⑤將①②③④同放入家用絞肉機中絞碎，取汁飲用。

醋蜜潤膚飲

• 具有滋潤皮膚，增進食慾，軟化血管，降低血壓功效。適用於體倦食少，皮膚乾燥，高血壓的人。

【材料】
食醋十五ｃｃ，蜂蜜八克，薑汁二ｃｃ。

【作法】
將食醋、蜂蜜、薑汁倒入杯中混勻，沖入五倍量的涼水，攪拌均勻。
※每天早晚各服二十五ｃｃ，長期飲用。

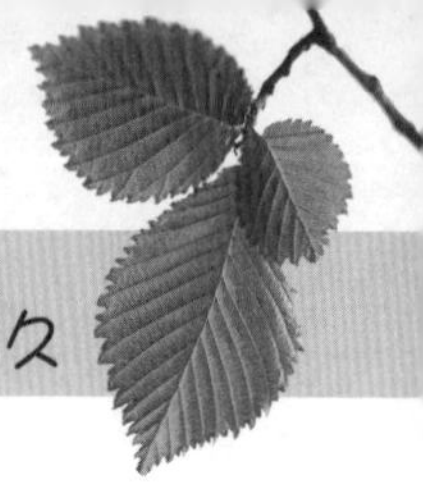

治療白髮的藥膳

白髮是一種以頭髮部分或全部變白為特徵的皮膚病。現代的觀點，除情志因素外，也有稟賦不足或過食辛辣炙爆，使血熱偏盛，毛髮失養所致。

不論其原因為何，除先天性白髮不易治療外，後天性白髮多由食療藥膳的形式以加強營養，補益精血，滋腎烏髮等方法治療或減輕白髮之症。

中醫學認為髮為血之餘，頭髮和血、腎有密切的關係。頭髮變白表示血不足或腎氣衰弱。女性如果血不足，月經量會減少，而且血呈淡色。

預防白髮有兩種方法，一是使用補血的養血劑，一是使用能強腎的養精劑，前者以年輕人較為適宜，後者以年紀大的人為宜。

當然，兩者關係密切，並不能只顧一方，所以，最好食用既能補血又能養精的藥膳。

本症飲食宜全面攝取營養，尤其是富含維他命B的糧食、豆類、水果、蔬菜等，可幫助頭髮恢復青春的功能，使白髮還原成本來的黑色。

《本草綱目》中記載預防白髮的處方有十種，其中有的是利用頭髮做藥材，現在還有燃燒頭髮來做處方的。

這裏所介紹的烏髮糖是使用何首烏做藥材，何首烏是用曬乾的蔓蕺菜的根做成的，能使人年輕，又有造血的作用，且能強腎。

胡桃、黑芝蔴和蜂蜜有強壯、強精的作用，也能強腎。

烏髮糖

• 具有補益肝腎，烏鬚黑髮功效。

【材料】一個月份

何首烏二百克，胡桃二百克，黑芝蔴二百克，蜂蜜三百ｃｃ，油適量。

【作法】

①水二公升和用紗布包好的何首烏，用武火煮開後再煮五分鐘，然後文火煮至三百ｃｃ的水量，關火後取出藥材。

②蜂蜜放入①。
③黑芝蔴放入淺底鍋輕炒後，盛入盤內。
④胡桃剝殼後放入鍋中輕炒，盛上後待它冷卻。
⑤將③和④放入②中攪拌，然後倒入瓶中，並放至冷暗處保存。
※每天早晚空腹時食用二十ｃｃ。

芝麻粥

• 具有補肝腎，益脾胃，潤肌膚功效，適用於肝腎不足的鬚髮早白的人。

【材料】
黑芝麻三十克，粳米一百克，白糖或鹽適量。

【作法】
將黑芝麻洗淨曬乾，炒香研碎，與粳米同煮為粥，用白糖或鹽調味，即可隨意服食。

胡桃牛奶飲

•具有補腎助陽，烏髮潤燥功效，適用於腎陽不足，頭髮早白的人。

【材料】

生胡桃仁、炸胡桃仁各六十克，牛奶二百克，粳米六十克，白糖適量。

【作法】

①粳米洗淨，浸泡一小時，撈起瀝乾水分，與胡桃仁、牛奶混合磨成漿，過濾，取汁備用。

②白糖入水中煮成適量糖水，把濾液慢慢倒入糖水，不斷攪拌，煮沸即可。

治療生理痛的藥膳

女性正值經期或行經前後，生理週期性小腹疼痛，或痛引腰骶，常伴面色蒼白、頭面冷汗淋漓、手足厥冷、泛噁欲吐等症，影響工作和日常生活的病症稱為痛經（生理痛），是婦科常見的病症。

臨床上將生殖器官無器質性病變者稱為原發性痛經或功能性痛經；因生殖器官的器質性病變所引起的稱為繼發性痛經。

一般痛經的飲食治療多指原發性痛經，多發於月經初潮後不久的未婚或未孕年輕女性，一般於月經來潮前數小時即已感疼痛，月經開始疼痛逐步或迅速加劇，歷時數小時至二～三天不等。

中醫學上的「疼則不通，通則不疼」，意思就是說「有疼痛表示不通暢，通暢了就沒有疼痛。」這句話，一樣可以應用在生理痛上，氣血不順就會疼痛，若是生理順暢就不會引起生理痛。

所以，發怒或精神不穩會使氣脈停滯而引起胸痛和頭痛，若是再沒有好好排泄水分，還會危害到腎臟。

為生理痛煩惱的人，多屬寒症或虛症患者。

寒症的人在生理期前幾天或生理期間，下腹部會感到冷和痛，只要稍微溫暖一下就舒服多了。經血量不多且帶黑色，又有凝成血塊的現象，手腳冰冷、臉色蒼白，這是因為血被寒冷凝結的緣故，應該保溫身體使血流暢通，這裏所介紹的藥膳是生糖粥。

虛症的人，生理期中的痛沒有那麼嚴重，可是生理期後，腹部會開始陣痛，用手撫摸能減輕痛苦，經血呈淡色，全身無力且疲勞，患者應該食用滋補全身且使血流暢通的藥膳，在這裏介紹氣血粥。

生糖粥

- 適於生理前或生理中下腹疼痛的寒症患者。

【材料】一人份

乾薑五克，肉桂五克，當歸二克，黑砂糖二十克，糯米二十克。

【作法】

①水六百ｃｃ，糯米和用紗布包好的乾薑、肉桂和當歸，用武火煮開後，再用文火煮二十分鐘。

②取出中藥，放入黑砂糖，用武火煮開後關火，並蓋上鍋蓋五分鐘。

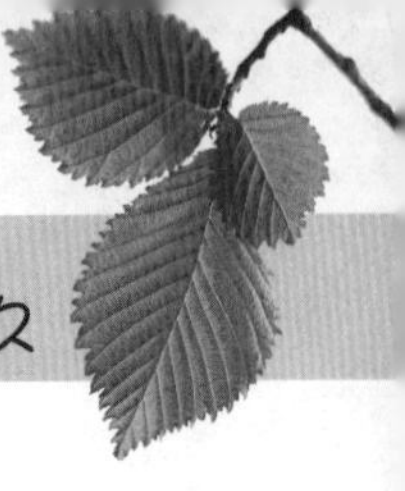

※生理期後每天食用一次，至生理期開始才停止，生理期間勿食用。

薤白桃仁粥

• 具有治血理氣止痛功效，適用於氣滯血瘀型生理痛的人。

【材料】

薤白十五克，丹參二十克，桃仁二十克，粳米一百克，冰糖適量。

【作法】

①將薤白、丹參、桃仁洗淨，放入鍋內用水煎汁，去渣取汁。

②放入粳米於①中煮粥，待將熟時加少許冰糖，成粥後即可食用。

氣血粥

• 適於生理後下腹陣痛的虛症患者。

【材料】一人份

人參粉一克，黃耆五克，當歸三克，川芎三克，糯米二十克。

【作法】

①水六百cc，糯米及用紗布包好的黃耆、當歸、川芎，用武火煮開後，再用文火煮二十分鐘。

②取出用紗布包好的中藥，放入人參粉，用武火煮開後關火，並蓋上鍋蓋五分鐘。

※生理期後每天食用一次，至生理期開始才停止，生理期中勿食用。

肉桂魚湯

• 具有散寒除濕，行氣止痛功效，適用於寒濕內傷子宮所致的生理痛。

【材料】

鱅魚五百克，肉桂五克，桃仁十克，乾薑八克，胡椒十粒，清湯一千cc，香菜、油、鹽適量。

【作法】

①鱅魚去鱗、鰓，刮洗乾淨，去內臟備用（也可用鏈魚）。

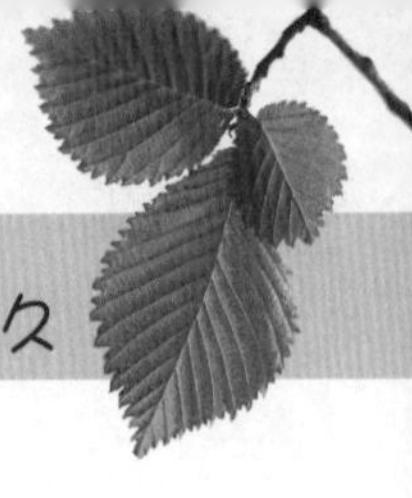

②鍋內放入油，待油熱時將魚放入，煎至魚身兩面微黃時加入肉桂、桃仁、乾薑、胡椒、清湯，再以中火煎煮二十分鐘，煮熟後再加入鹽，撒上香菜末即可食用，可食魚飲湯。

車前益母羹

• 具有清熱除濕，活血化瘀功效，適用於濕熱瘀阻的生理病者。

【材料】

車前子三克，益母草二十克，粳米二十克，豆豉十克，蔥三根，鹽、醋適量。

【作法】

①車前子裝入紗布袋中，紮口，與益母草、豆鼓同煎二十分鐘，去渣取汁備用。

②粳米淘洗乾淨，把①加熱，放入粳米，煮至熟時，加入蔥、鹽、醋，熬成稠羹即可食用。

治療白帶的藥膳

白帶，是帶下的俗稱，是指婦女帶下量明顯增多，色、質、臭氣異常，或伴全身局部症狀的人，稱帶下病。其主要是由於濕邪影響任、帶，以致帶脈失約，任脈不固所形成的。

健康的女性在平時或生理期會出現少量的分泌物，可是，如果和平時黏液不同，或分泌物過多，或帶有顏色，或有臭味等等，這些通稱白帶，有治療的必要。

除了白帶以外，還有黃帶，若是正常的白帶，分泌物呈白色且沒有臭味，白帶患者有臉色蒼白、手腳發冷、容易疲勞、食慾不振、大便呈水狀和尿量少等症狀，有時腳會浮腫，患此病者很多，在這裏所介紹的藥膳是用人參及山藥做成的人參山藥粥。

人參是上等的補藥，山藥、八味丸和六味丸也可做為配藥，使用的範圍很廣。

黃帶的分泌物很濃，呈黃綠色，中醫學認為原因是濕毒從外侵入，現代醫學則認為是受到感染。黃帶患者的症狀是口渴、口苦、精神不穩定、尿量少和容易便秘，這種患者可以食用車前子做成的車前子粥，車前子有消炎、利尿的功用，能除掉濕熱，對治療濕毒的入侵很有效。

人參山藥粥

•適合白帶多的人。

【材料】一人份

人參粉二克，山藥三十克，芡實五克，銀杏五個，黑砂糖少量。

【作法】

①山藥和芡實磨成粉後，泡在冷水中。

②四百ｃｃ沸騰的水，①放入並攪一攪，人參粉也放入，用文火煮十分鐘，最後加入少量黑砂糖，即可食用。

山藥扁豆粥

• 具有健脾除濕止帶功效，適用於寒濕白帶的人。

【材料】

山藥三十克，白扁豆十五克，粳米十五克，白糖適量。

【作法】

①山藥洗淨切片備用。

②將白扁豆、粳米洗淨，一齊放入鍋內，加水適量，用武火燒沸，改用文火煮至八成熟時，加入①及白糖，繼續煮熟即可食用。

車前子粥

• 適合黃帶多的人。

【材料】一人份

車前子二十克，綠豆二十克，糯米二十克，鹽一克。

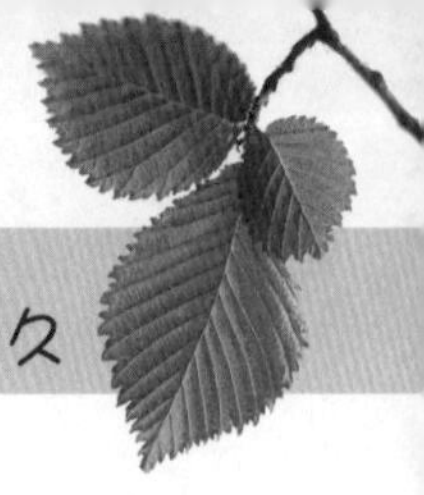

【作法】

①淺底鍋放車前子，輕炒五分鐘。

②茶杯內放水十ｃｃ及鹽，再放入①中。

③車前子用紗布包好，連同水四百ｃｃ和綠豆放入鍋內，用武火煮開後，再用文火煮四十分鐘，煮至水量剩一百ｃｃ。

④取出用紗布包好的車前子，再放入水四百ｃｃ及糯米，用武火煮開後，再用文火煮二十分鐘，然後用武火煮開後關火，並蓋上鍋蓋五分鐘。

紅豆粥

•具有清熱利濕止帶功效，適用於濕熱白帶的人。

【材料】

小紅豆一百克，米二百克，鹽或糖適量。

【作法】

①將小紅豆洗淨，加水先煮。

②待小紅豆煮爛後，再加米共煮成粥，加入鹽或糖調味，連續服用一週。

白果蓮子湯

• 具有健脾利濕止帶功效，適用於脾虛帶下的人。

【材料】

白果仁十枚，蓮子肉十五克，冬瓜子三十克。

【作法】

白果仁、蓮子肉、冬瓜子一齊放入鍋內，加水適量，煎湯，去渣飲湯。每天一劑，連服七～十天。

芡實糯米雞

• 具有健脾補腎、除濕止帶功效。適用於脾虛帶下的人。

【材料】

烏骨雞一隻，芡實五十克，蓮子五十克，糯米一百克，鹽適量。

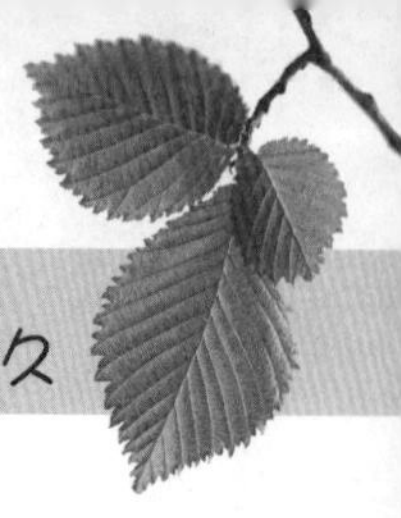

【作法】

①烏骨雞去皮洗淨，剖腹去內臟，備用。

②將芡實、蓮子、糯米放入雞腹中，用線縫口，放在砂鍋內，加水適量，用文火燉爛熟，加入調味料，即可食用。

※分次酌量食用，連服十～十五天。

治療孩童虛弱的藥膳

從前孩童的體質、精神和疾病都比較單純，甚至比大人的疾病來得容易治療，但是由於生活和社會環境的改變，孩童的疾病已不能採用簡單的治療方法，反而變得複雜。

儘管時代不同，治療的要點卻不會有所改變，那就是要節制飲食及衣服的穿著，「吃得太多及穿得太厚是百病之源」。

平時飲食只要八分飽即可，要經常保持空腹才不會傷到脾胃，為了保持食慾，不能多吃零食，假使能嚴格控制零食，孩童身體一定健康，因為他們的身體不像大人的身體已發育健全，所以大人對於孩童的飲食，應有定時定量的原則，否則身體就無法保持調和的狀態。

夜尿症俗稱「尿床」，本症與孩童的體質有一定的關係。是孩童睡中小便自遺，醒後方覺的一種疾病。本症主要發生於三～十二歲的孩童，常在睡眠中遺尿，數日一次，或每夜遺尿，甚至一夜數次。臨床上沒有排尿困難或餘尿，小便檢查正常。

有夜尿症的小孩不妨食用夜尿粥，此藥膳對保溫有很大的效果，許多母親用後都覺得很有效。

小米粥

【材料】一人份

小米三十克，水五百ｃｃ。

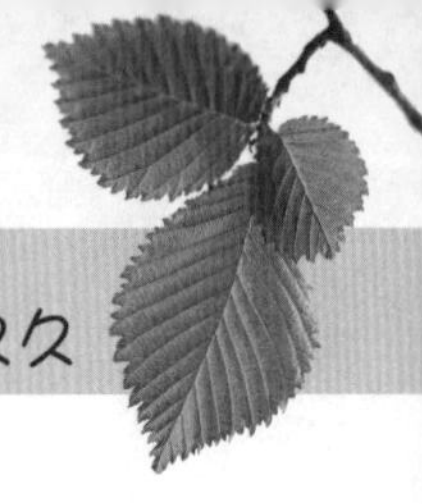

【作法】

①水及小米，浸三十分鐘。

②用武火煮開後，再用文火煮三十分鐘，並除去最上層的污物，然後再一次用武火煮開後關火，並蓋上鍋蓋五分鐘。

三仙飯

【材料】五天份

山楂子五十克，神麴五十克，麥芽五十克。

【作法】

①山楂子放入淺底鍋內稍微炒焦。

②神麴和麥芽也是一樣的作法。

③鍋內放水二公升，①和②用武火煮開後，再用文火煮至一半的水量，然後用紗布過濾裝入瓶中。

※每天早晚，溫熱一百ｃｃ並加入適量的黑砂糖及蜂蜜飲用。

夜尿粥

•適合過胖的孩子。

【材料】九十天份

黨參三十六克，茯苓三十六克，山藥三十六克，芡實三十六克，甘草三十六克，一次的米量二十克。

【作法】

①除了米以外的材料，全磨成粉，之後放在有蓋的瓶中保存。

②水四百ｃｃ、米二十克及藥粉二克，用武火煮開後，再用文火煮二十分鐘，再一次用武火煮開後關火，並蓋上鍋蓋五分鐘。

綠豆粥

•適合於夏天食慾不振的小孩。

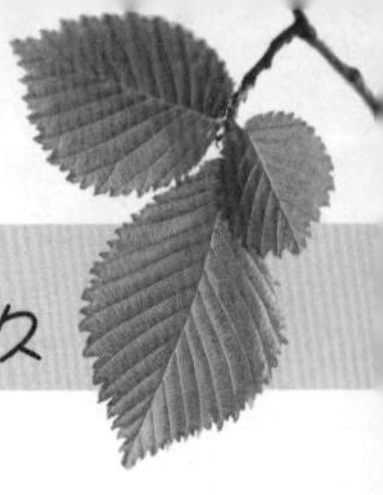

【材料】五人份

綠豆二百克，冰糖五十克，合歡木的花二十五克。

【作法】

①水二公升及綠豆，用武火煮開後，再用文火煮一小時半，並放入冰糖。

②盛入碗內後，一人份放上合歡木的花五克。

韭菜粥

• 具補腎縮尿功效，適用於小兒腎虛所引起的遺尿及小便頻繁。

【材料】

新鮮韭菜五十克，粳米一百克，水七百ｃｃ，鹽少許。

【作法】

將韭菜洗淨切碎，連同粳米一齊置鍋中，加水約七百ｃｃ，文火煮開片刻，見米熟湯稠即可。

※趁熱服食，每天二～三次，連服七天。

山藥薏苡仁粥

• 具有健脾補胃，益精固腸功效，適用於小兒疳積，食少倦怠等症。

【材料】

山藥三十～六十克，薏苡仁三十克，糯米適量。

【作法】

①將山藥洗淨，炒香研成細末備用。

②薏苡仁炒香，研成細末備用。

③將糯米淘洗乾淨，加水適量，放入山藥末、薏苡仁末，一同煮粥。

黑木耳紅棗湯

• 具有健脾益胃，補血強身功效，適用於幼兒貧血，身體虛弱，消化不良。

【材料】

黑木耳二十克，紅棗二十枚。

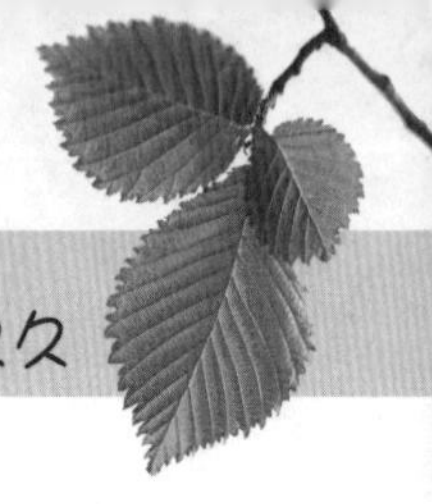

【作法】

①黑木耳用溫水浸泡一小時，洗淨瀝去水分。

②紅棘洗淨，與黑木耳一齊放入鍋內，加水約三百ｃｃ，煮至紅棗爛熟，即可食用。

※每天一劑，分二次服食。

山楂糕

•具有消食化積，運脾養胃功效，適用於小兒厭食伴有肉食停積之證。

【材料】

山楂三十克，粳米一百克，白糖適量。

【作法】

①山楂、粳米洗淨，焙乾，研成細末備用。

②將白糖用涼開水沖化，放入山楂、粳米末，拌勻，倒在打了油的方盒內，隔水用武火蒸至熟，取出切成小塊，隨時可服用。

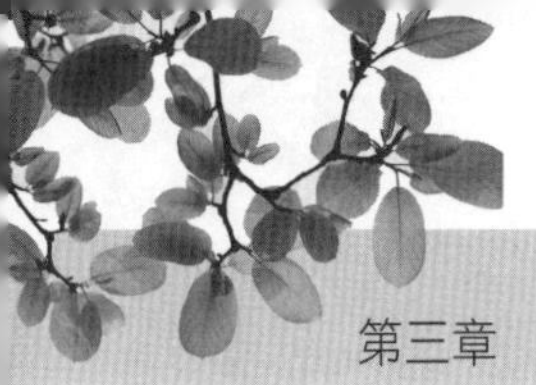

第三章　日常食品的使用和功效

——什麼食物用什麼方法來治療什麼病最有效

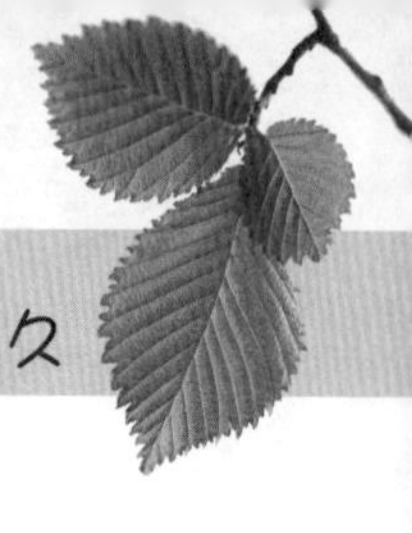

各種食物及藥物的「性」及「味」

現代研究發現，把食物配合起來食用，可以提高其營養價值，例如，穀類和豆類配合，可以使其植物蛋白質營養價值高於肉類。因此，適當的變換花樣是獲取全面適量營養素的最便利好方法。

人們易犯的最嚴重飲食錯誤之一，就是喜歡老吃同樣的飯菜。如果每天飲食單調重複，會影響人體健康。《黃帝內經》記載：「多食鹼，則脈凝泣而變色；多食苦，則皮槁而髮拔；多食辛，則筋急而瓜枯，多食酸，則肉胝脂而唇揭；多食甘，則骨痛而髮落，此五味之所傷也。」就是說明偏食對人體的危害。

中醫學對食物中帶有藥性的性質稱作「性味」，而且非常重視。什麼叫做「性」，「性」就是食物進入體內所產生的作用，是有保溫作用，還是使身體寒冷；若是不產生任何作用，就是「平」，依照順序有「熱－溫－平－涼－寒」。

「味」表示食物的味，可分酸、苦、甘、辛、鹼五種。酸味能被肝和膽吸收，苦味是心和小腸，甘味是脾和胃，辛味是肺和大腸，鹼味是腎和膀胱。

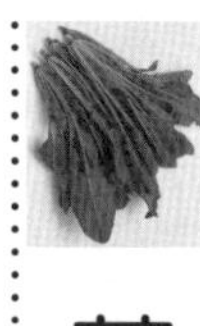

蔬菜類

中醫學最基本的文獻《黃帝內經》中記載：「五穀為養，五果為助，五畜為益，五菜為充。」

穀物能養身，水果有助身體，肉有滋補作用，蔬菜能增進健康，若是蔬菜不夠，就算穀物、水果及肉類供應充足，仍然不能保持健康，由此可知蔬菜的重要。

人的身體需要各種食物，單靠一種是不夠的，尤其蔬菜對身體的幫助很大，這一點已經過現代營養學的證明，多食蔬菜可以促進消化吸收機能，另外，多食蔬菜可以防止肥胖，尤其循環器官有毛病的人，更應該多攝取蔬菜。

蔬菜中富含維他命、礦物質與膳食纖維。尤其黃綠色蔬菜，更是營養的寶

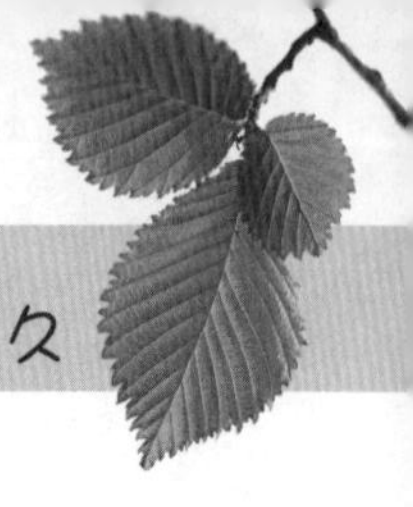

庫，富含胡蘿蔔素，是形成我們精力、體力的來源。人體內沒有維他命或礦物質，則不論攝取多少營養素，也無法加以吸收利用。

古代的經典營養學不但介紹各類蔬菜的藥效，還詳載其使用方法，例如茄子的吃法就有二十多種，但是，每一種的吃法都要顧慮到體質及病狀，像這樣詳細的記載，現代營養學就做不到。

南瓜

性＝溫　味＝甘

研究報告指出，常吃南瓜能補充鈷，增加體內胰島素的分泌，有補血作用，降低血糖，治療糖尿病。對於糖尿病併發的心血管病、腎病、神經病變、便秘及視網膜病變有防治作用。

南瓜果肉為營養品，外用有消炎、止痛的作用，種子為有效的驅蟲藥，又可防治吸蟲病。

南瓜有保溫、滋潤肺部、補脾、增進食慾、利尿平喘、解毒及驅蟲的作用。

〈最有效的食用方法〉

●老年性氣喘病　鍋內放水一公升、南瓜五百克及麥芽糖三十克，用文火煮，煮好後取出南瓜，並放入薑五十克，煮至〇・三公升，每天飲用〇・一公升。

●前列腺肥大症　每天吃五十克生的或熟的南瓜籽，連續吃三個月。

●糖尿病　南瓜的種子放入平底鍋炒並壓碎，炒至呈黃土色，加開水飲用。

●母乳不足　每日食用南瓜種子三十～五十粒。

●小孩肚內的蛔蟲　種子五十個炒成黃土色後壓成粉狀，食用時加二十cc的蜂蜜，早晚食用。

※國人喜歡吃南瓜和向日葵的種子，在公園散步的情侶都喜歡買五～六個南瓜種子，放在口中吃，吐殼的技術非常高明。南瓜種子最好和肉一起烹飪，因為南瓜種子能吸收肉類的油脂。

高麗菜

性＝平　性＝甘

高麗菜含有豐富的維他命U和維他命B_1、B_2、C、P、E、胡蘿蔔素，以及多種氨基酸和鈣、磷、鐵、鈉、鉀、錳、鈷、銅、鉬、硫、鋅等礦物質。

高麗菜有補腎、利尿和解毒的作用，還能消除胃腸炎，又能止痛增進食慾。若是每日生吃，大人可以增進體力，小孩可以促進發育。

〈最有效的食用方法〉

- 胃痛、腹脹　高麗菜洗乾淨後，用熱水燙一下，冷卻後生吃。
- 胃腸虛弱　高麗菜、紅蘿蔔、檸檬、香蕉、橘子一起榨汁飲用。
- 改善小孩虛弱的體質　鍋內放水一・五公升及高麗菜二百克，煮至〇・五公升時放入適量的冰糖，即可食用。
- 增進食慾　浸在鹽水中發酵，就是四川的泡菜，可增進食慾，吃多一點也無妨，尤其於食用肉類後食用，有清除胃腸的作用。

胡瓜

性＝寒　味＝甘

胡瓜又名黃瓜，又屬葫蘆科植物。生熟皆可食，其苗可作藥用。

胡瓜含有多種醣類、苷類和有機酸類，也含有豐富的維他命B_1和B_2礦物質，特殊氣味來自揮發油。

研究報告顯示，胡瓜中所含的丙醇二酸可抑制醣類物質轉變為脂肪，具減肥效用。成分中的揮發性芳香油可刺激食慾。膳食纖維能促進腸道腐敗物質的排泄，降低膽固醇。

胡瓜有清熱利尿作用，且能排除體內廢物，淨化血液。

〈最有效的食用方法〉

- 微熱、神經不穩定　冷卻後生吃。
- 燙傷　壓扁後敷在傷部。
- 浮腫、不排尿　鍋內放入切薄的胡瓜二百克及醋〇・三公升，用文火煮十分鐘即可食用。
- 下痢　把胡瓜一百克壓扁，加蜂蜜五十ｃｃ食用，每天食用二次。
- 汗疹　胡瓜的切口沾鹽，用來擦汗疹，二～三天就好了。
- 高血壓、心臟病、腎臟病引起的水腫　西瓜二百克、胡瓜一條榨汁飲用。
- 養顏美容　胡瓜一條、檸檬⅓個、蜂蜜適量榨汁飲用。

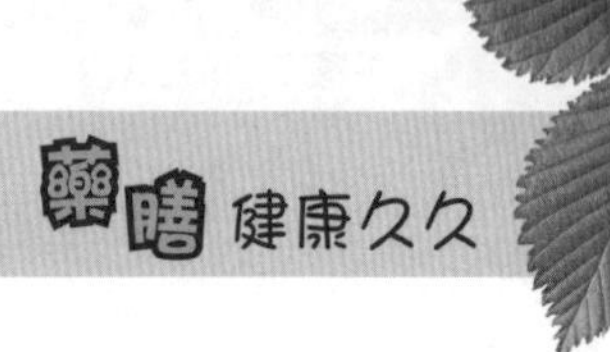

薑

性＝溫　味＝辛

薑的成分包括各種維他命和鈣、鐵、磷等礦物質，以及胡蘿蔔素、菸酸、硫胺素等。有效成分主要是揮發油、薑油酮、薑烯酮、薑辣素及多種氨基酸。

薑的藥效很多，中藥中未曬乾的稱生薑，曬乾的就叫乾薑，藥膳主要使用生薑，效能有制止嘔吐、去痰、降火氣、消水腫，另外還有發汗、解熱、解毒和健胃的作用。

薑特別對於魚蟹毒，半夏、天南星等藥物中毒有解毒作用。

〈最有效的食用方法〉

- 慢性下痢、便軟　薑四克、艾葉四克、白蘿蔔種子三克，三種煎好飲用。
- 喘氣　薑四克、杏仁十克、胡桃三十克壓碎成泥狀，食用時加蜂蜜三十克。
- 害喜　薑九克、陳皮十克和水〇・二公升，於煎好飲用，可加黑砂糖二十克。

•寒性的胃腸和生理痛　鍋內放水○・六公升、薑三十克、黑棗十個、黑砂糖五十克，用文火煮，大棗可一次食完，如此食用一星期。

•胃潰瘍　豬肚洗乾淨，放入薑二百五十克，煮好後食用豬肚。

•坐骨神經痛　鍋內放水○・六公升、薑四十克及辣椒十克，用中火煮十分鐘，再用紗布過濾得液體，食用時加二個蛋。

•感冒、頭痛發燒　生薑三十克切細，加紅糖，以熱開水沖泡，或煮一沸，趁熱飲後，蓋被臥床，使身體出汗。

•糖尿病　空心菜汆燙後，和薑汁、食用油、鹽、醋及少許香油調拌食用。

芹菜

性＝寒　味＝甘

實驗證明，芹菜的萃取物能降血壓。芹菜苷或芹菜素有興奮中樞的作用。含有豐富的鐵質，每百克中含八・五毫克，是缺鐵貧血患者最佳的蔬菜。醫學家發現，芹菜具有減少男子精子數量的作用，因此，認為芹菜有避孕效果。

芹菜可淨化血液，有助新陳代謝作用，又可恢復疲勞、強精和美容，而且有

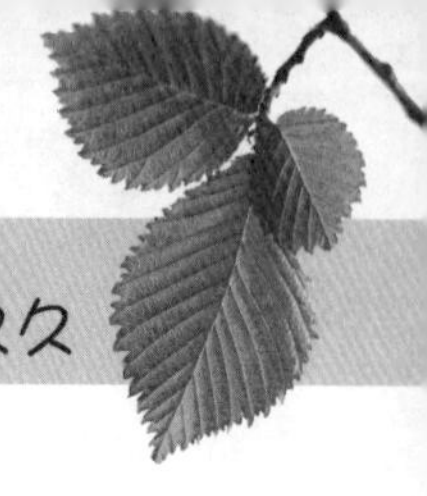

鎮靜及補血的作用，可以生吃。

〈最有效的食用方法〉

● 高血壓　五百克的芹菜在果汁機中打成汁，每天飲用。

● 害喜、嘔吐　鍋內放水〇・六公升、芹菜五十克及甘草十五克，用中火煮三十分鐘，再用紗布過濾，食用時加一個蛋。

● 不正常出血　芹菜三十克及茜草六克壓成汁飲用。

● 恢復精力、消除疲勞　紅蘿蔔、芹菜、蘋果一起榨汁飲用。

白蘿蔔

性＝涼　味＝辛甘

白蘿蔔含有葡萄糖、果糖、蔗糖、腺嘌呤、膽鹼、多種酵素、礦物質、有機酸和氨基酸，以及維他命B_1、C、胡蘿蔔素。其中所含的芥子油是辛辣味的來源。

白蘿蔔有健胃、消化、止咳、化痰、清熱解毒、利尿和促進血液循環等作用。

白蘿蔔有多種吃法，生食或炒、煮、涼拌、作湯、醃漬皆宜，尤其蘿蔔乾香脆可口，能夠開胃，增進食慾。

〈最有效的食用方法〉

- 高血壓　白蘿蔔用果汁機攪成汁，一次十cc，一天飲用二十次。
- 支氣管炎　皮削掉後，放在砂糖中半天，即可食用。
- 老年性目眩　白蘿蔔、蔥和薑各適量，壓扁後敷在額頭三十分鐘。
- 一氧化碳素中毒　白蘿蔔刨成籤狀醃於砂糖中，一小時後可食用。
- 香港腳　白蘿蔔煮好後敷在患部。
- 喉嚨痛　白蘿蔔和薑攪汁飲用。
- 預防感冒　白蘿蔔五十克、蘿蔔葉五十克、橘子二個、蘋果一個，一起榨汁飲用。富含維他命C能增強抵抗力。

茄子

性＝寒　味＝甘

茄子富含維他命P（芸香苷），為一種黃酮類化合物，具有增強血管彈性、降低毛細血管滲透性、防止毛細血管破裂的生理作用，對高血脂症、高血壓、冠心病、動脈硬化、咯血、壞血病有效。

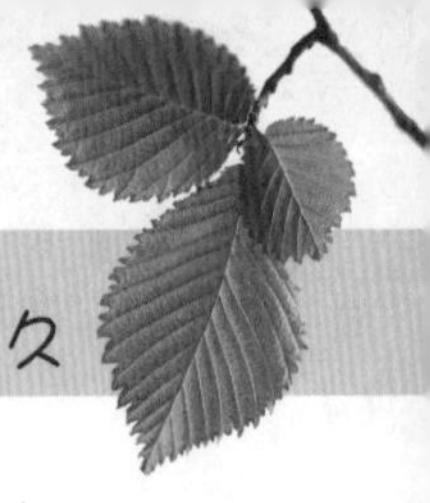

茄子有消炎、活血和解毒的作用，又可止痛，並使身體冷卻。

〈最有效的食用方法〉

- 下痢　煮好後食用。
- 皮膚腐爛、凍傷、香港腳　壓扁生茄子後，塗在患部。
- 跌撲腫痛　取茄子切片，焙研為末，每次二～三克，溫酒調服。
- 喉痛　生茄子壓扁後，一天二十～三十克，分三次食用。
- 蛀牙痛　在有蓋的瓶子中放入三百五十ｃｃ的六十％醫療用的酒精，再放入茄子一百克，一個星期以後，用棉花沾取，塞在牙齒裏。
- 凍傷　茄子連根放在鍋中煮，趁熱時敷在患部。
- 咳嗽　茄子六十克壓扁後煮成汁，飲用時加蜂蜜二十ｃｃ。

※清代名醫王士雄在他所著的《溫病經緯》中提到：「茄子在秋天以後帶有微毒，病人勿食用。」茄子性寒，冬天的時候，患有冷症及關節痛的女性最好不要食用。日本有句俗語：「秋天的茄子不要讓新娘食用。」像這些知識，都是祖先的智慧。

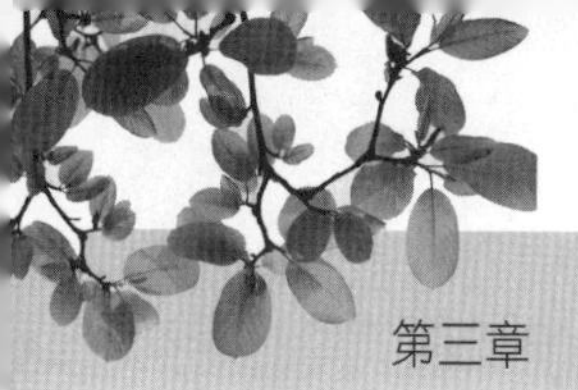

韭　菜

性＝溫　味＝辛

韭菜又名陽草，根、莖、葉、種子均可作藥用。

韭菜具有促進血液循環、保持體溫、健胃、整腸、強壯和止血止痛的作用，又名起陽草，經常食用，可增進身體精力。

歐洲營養學家指出，韭菜是鐵和鉀的最佳來源，也是維他命C的寶庫，長期以來被當成營養食品。能夠刺激食慾，也能抑制致病菌和有害生物的生長，同時能刺激排尿，去除體力多餘的水分。

韭菜含有豐富的膳食纖維，且較堅韌，過食不易被胃腸消化，而且屬辛溫助熱之品，多食易上火。脾胃虛弱、消化不良、目赤咽痛與口舌生瘡者不宜食用。

〈最有效的食用方法〉

- 增強體力、下痢、手足痠痛　煮或炒都可以，常食。
- 吐血　韭菜二百克和水四百ｃｃ煎來喝。
- 嘔吐、胃痛　用開水燙一下，然後放在果汁機中攪拌，每天飲用一百ｃｃ。

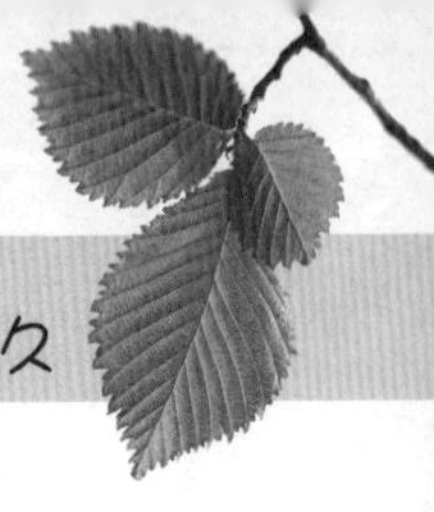

- 脫肛　煎成液後清洗患部。
- 汗疹　韭菜一百克壓碎，敷在患部。
- 體力減退、不妊症　韭菜一克、蝦肉一克、豬肉二克、作成水餃。
- 夢遺、遺精　每天空腹時食用韭菜果實二十粒，和鹽水一起服用。
- 胸脾急痛　生韭菜搗汁服用。
- 扭傷腰痛　生韭菜三十克，切細，黃酒九十ｃｃ，煮沸後趁熱飲服，每天一～二劑。

紅蘿蔔

性＝平　味＝甘

紅蘿蔔長十六～二十公分，生熟皆可食，是經常使用的營養健胃食品，對胃腸虛弱的人很適合，還能保護眼睛和皮膚。

其成分包括醣類、蛋白質、脂肪、維他命A、B_1、B_2、C、胡蘿蔔素、菸酸、鈣、磷、鐵、銅、鈷、錳等礦物質，還有多種氨基酸、酵素、揮發油、有機酸和萜類化合物。含糖量比一般蔬菜高。

〈最有效的食用方法〉

- 肝炎的預防　鍋內放入新鮮的紅蘿蔔葉二百二十克及適量的水煎熬，為期一個星期。
- 小孩消化不良　紅蘿蔔三百克、加鹽二克煮，此為一天量。
- 視力減退、夜盲症　紅蘿蔔根五百克在果汁機中攪成汁，並加入適量的冰糖，此為一天量。
- 改進虛弱體質　紅蘿蔔和蔬菜攪成汁，每天飲用。
- 預防感冒　紅蘿蔔一條、梨子半個、葡萄一串、檸檬半個，一起榨汁飲用。

大蒜

性＝溫　味＝辛

大蒜具有的氣味，有人認為它是一種香氣，但也有人視其為一種臭氣。其成分包括醣類、蛋白質、脂肪、鐵、磷、鈣及微量元素硒、鋅、鍺等，以及維他命B_1、B_2、C、菸酸等。

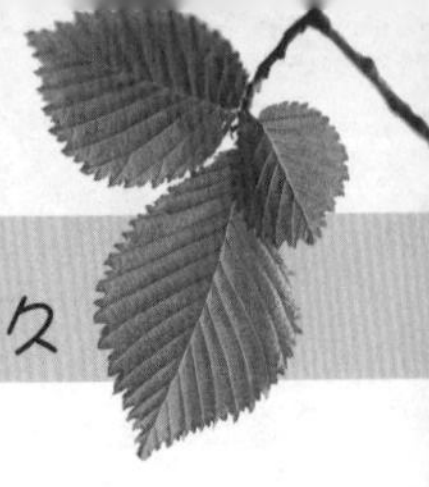

大蒜的藥效非常驚人，主要的效用有強壯、強精、消炎、健胃、抗菌、解毒、驅蟲、鎮靜、止咳、化痰、降壓、利尿和止血。外側有紫色內膜並結成一大團的獨頭紫皮大蒜才是優良。

由於大蒜中的有效成分過熱會遭到破壞，食療一般以生食為佳，應儘量避免油炸和高溫。

〈最有效的食用方法〉

- 胃痛　鍋內放大蒜七個，鹽一克、醋十ｃｃ及適量的水，煮後食用。
- 感冒開始時　大蒜、蔥白及薑各適量，煎好後趁熱飲用。
- 百日咳　鍋內放一百ｃｃ的熱湯，打碎的大蒜十五克及砂糖三十克，一天飲用三次，飲用五天。
- 下痢　大蒜五個放在鍋中，煮半熟後即可食用。
- 喘氣　每天食用蒸好的大蒜，若是病情很嚴重，就把大蒜壓成汁，飲用一杯。
- 中暑昏迷　大蒜頭搗汁滴鼻。

•鼻出血（鼻衄）、吐血　大蒜頭二個，去皮，搗爛如泥，貼兩足心，四小時換一次，連貼二次。

•高血壓　每天早晨空腹吃糖醋大蒜一～二個，並喝一些糖醋汁，連吃十～十五天，能降血壓。

蔥

性＝溫　味＝辛

蔥中含有大量的維他命B_1、B_2、C等，能促進細胞間質的形成，增加皮膚細胞的修復力。

現代醫學研究指出，蔥有強大的殺菌作用，能預防傳染病。多吃小蔥，能誘導血球產生干擾素，提高人體免疫力。蔥有興奮作用，能治療流行性感冒、頭痛、鼻塞等。從蔥中萃取出來的蔥素，能治療心血管的硬化症。

當作藥物使用時，大部分都使用蔥白，含有揮發性蔥蒜辣素，主要效用有發汗、散寒、健胃、促進消化、增進食慾、利尿、興奮神經系統、改善血液循環和解毒。

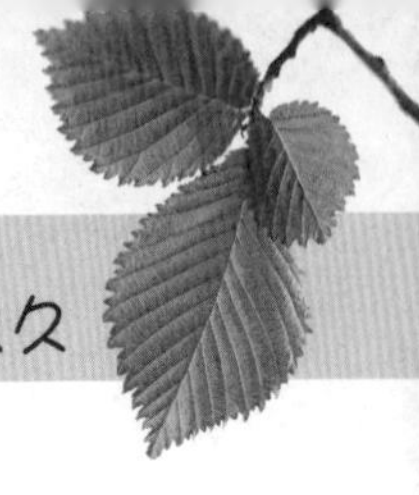

〈最有效的食用方法〉

- 感冒　煮稀飯時，放入切細的蔥白末，或是把切細的蔥白、薑和些許切薄的味噌，加上開水飲用。
- 預防感冒　壓扁的蔥白，把汁滴入鼻中一、二滴。
- 夜尿症　蔥白七支和硫黃九克混成泥狀，並加水攪拌，晚上敷在肚臍，第二天早上再取掉。
- 動脈硬化的預防和治療　蔥白六十克壓碎後，加入六十cc的蜂蜜，然後放入消毒過的瓶中，每天二次，吃½匙，只喝汁不吃蔥。
- 胃痛、胃酸過多　大蔥頭四個，紅糖四兩，蔥頭搗爛如泥，加紅糖拌勻，置盤內蒸熟食用。每次九克，每天三次。

白菜

性＝寒　味＝甘

白菜中的維他命U，可治胃潰瘍。因為熱量低，所以是減肥者的理想蔬菜。白菜也是鉀、鐵、鈣和維他命A的寶庫。初期感冒和消化不良，可利用白菜緩解症狀。

白菜所含微量元素「鉬」，可抑制體內對亞硝胺的吸收，合成和積累，有一定的抗癌作用。白菜對矽肺有輔助療效。

營養學家認為，常吃白菜能改善熱症，膳食纖維的含量很多，有益胃腸，又有解毒作用。

〈最有效的食用方法〉

- 口渴、有痰、排尿不良　白菜切細生吃。
- 宿醉、火氣大　一百克的白菜切細，加少許鹽和醋二十cc食用。
- 感冒　白菜心、蘿蔔加適量的冰糖用水煮，每天二次吃菜喝湯。

蓮藕

性＝寒　味＝甘

蓮藕，自古以來就是身價極高的蔬菜，生食熟食皆宜，亦可製成藕粉。《本草綱目》稱蓮藕為「靈根」，形容其治病的功效。

含有醣類、蛋白質、天冬氨素、維他命C及多酚化合物和過氧化酶。鮮嫩者

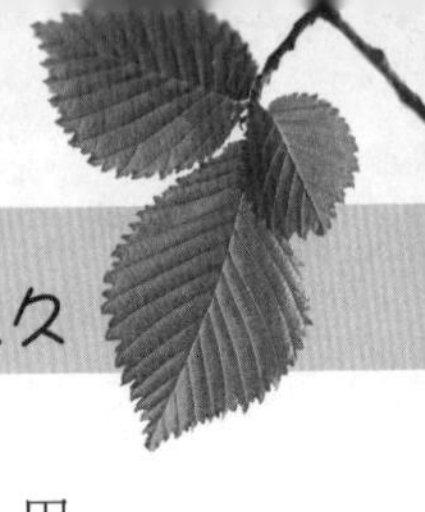

用來生食，當為蔬菜可製作出許多佳餚，也可作成甜食。藕粉容易消化，是老少咸宜的滋補食品。

蓮藕能消炎、滋潤肺部，又有生血的作用，使血液循環良好。若用火烤來吃，更有健胃、增加食慾和止瀉的作用，如有微熱、口渴和食慾不振的人也可以食用。

〈最有效的食用方法〉

- 遺精　蓮藕五十克和飯一起煮來吃，食用二個星期。
- 高血壓、心臟激烈跳動和失眠　蓮子的心（黃連）四克，加水煎好後飲用。
- 婦女腰痠帶多　蓮子（去心）、芡實（去殼）各六十克，鮮荷葉（手掌大）一塊，以適量糯米煮粥服食。
- 吐血　蓮藕節五個和白茅根三十克煎成的汁液，加入韭菜汁十cc，每天飲用。
- 氣喘　蓮藕一百克、蘿蔔葉八十克、橘子五十克、紅蘿蔔二百克、蘋果一百五十克、蜂蜜酌量，榨汁飲用。

●夏天食慾不振　白扁豆二十克和水一公升，煮軟以後再放入蓮藕葉，再煮五分鐘即可食用。

●血小板過少症　蓮藕五百克、黑棗一公斤及適量的水，並加上適量的砂糖煮，每天食用三百克，約食用三～六個月。

菠　菜

性＝涼　味＝甘

菠菜，是綠葉蔬菜中的佼佼者，有「蔬菜之王」的美譽。葉中含葉酸、氨基酸、葉黃素、β—胡蘿蔔素、膽甾醇、菠菜甾醇、痲葉素、萬壽菊素與鋅。根含菠菜皂素。

古代藥書記載其能利腸胃，對大小便不暢、痔瘻有效。菠菜能刺激胰腺分泌，對糖尿病有所幫助。同時幫助消化，並具養肝明目的功效。

菠菜有養血作用，也是治療貧血的有效蔬菜，另外還有止血、止痛、增進食慾和通便的作用。

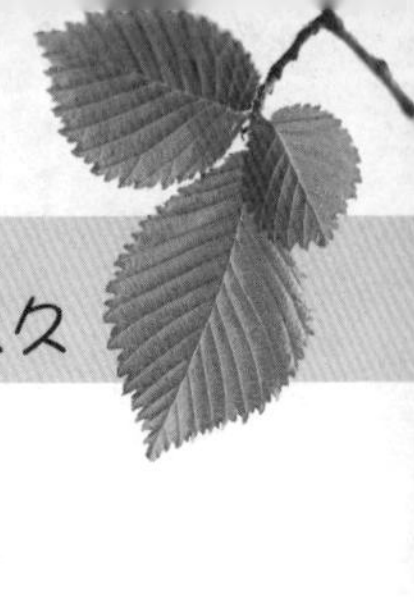

〈最有效的食用方法〉

- 糖尿病　紅色的菠菜根一百克、雞內金（曬乾的雞肫內膜）十五克，煎好後即可飲用。
- 眼睛疲勞、夜盲症　生菠菜一公斤做成果汁，每天飲用。
- 高血壓　菠菜一百克不加鹽，在煮沸的水中燙一分鐘，沾醋和醬油食用。
- 氣喘　菠菜種子五十克，用文火烤後磨成粉，然後分二十份，每天二次，食用十天。
- 急性結膜炎　菠菜一百克、菊花十克和水三百ｃｃ煮好後飲用。
- 養顏美容　菠菜、芹菜、紅蘿蔔、蘋果、牛奶一起榨汁飲用。

山藥

性＝平　味＝甘

《神農本草經》中將山藥列為上品。野山藥的塊根細瘦，肉質較硬，多半作為藥用。家山藥的肉色潔白，質地堅實，多半作為食用。

山藥原名薯蕷含有醣類、蛋白質、脂肪、維他命、礦物質，也含黏蛋白、膽鹼、皂素、尿囊素、山藥鹼、多巴胺、膳食纖維及黏液質等。

山藥含有豐富的營養物質，是物美價廉的補品。山藥既是食物，也是藥物，所含的澱粉酶不耐高熱，煎藥時勿太早放入，也不可久煎。濕熱實邪者或感冒、腸胃積滯者忌服。

〈最有效的食用方法〉

- 消化不良、慢性腸炎　山藥、芡實、蓮子加白糖共煮。
- 補腎、養血　山藥配大棗、薏米、蓮子和米熬粥食用。
- 腎虛遺精、頻尿　栗子去殼，再和山藥、大棗、米一起熬粥食用。
- 增進食慾、強壯筋骨　山藥燉豬肚。
- 糖尿病、口渴　山藥五十克，黃連六克，水煎服。
- 產後乳汁不足、肝炎、腹瀉　山藥和米煮成粥後，加入蛋黃攪勻再煮滾即可。

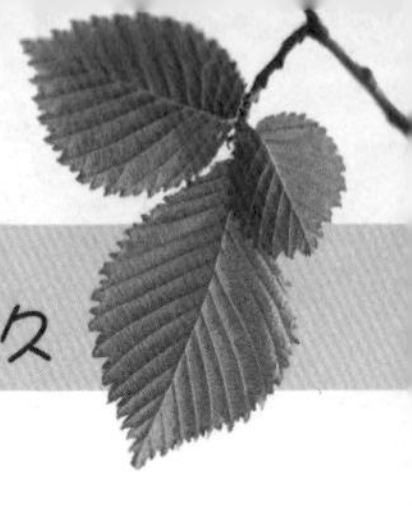

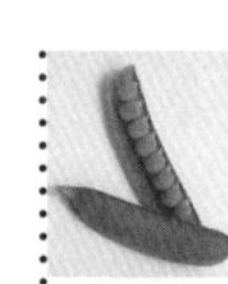

穀豆類

傳統營養學曾一再強調食用雜穀的家族會繁榮，食用精製穀物的家族反而會衰退。因為所有穀物性質不盡相同，食用種類越多，而且是未精製過的穀物，對身體越有幫助。

現代營養學以蛋白質和碳水化合物的含量來作為食物的分類標準，例如，麥和米具有同樣的營養，都是碳水化合物，但是穀物的種類有限，若是對飲食生活有所限制，身體會變得虛弱，而成為多病的原因。

清朝有一本名為《粥譜》的書，書中介紹由五十種以上的穀物做成的稀飯，其中有許多沒看過也沒聽過，而現代人不再食用的各類穀物，這實在是令人遺憾的事，只要大家肯用心注意，就會發現有很多穀物可以擺在桌上，為了健康，一定要增加食用穀物的種類。

紅　豆

性＝平　味＝甘

紅豆的主要成分是澱粉和蛋白質，除此以外還含有豐富的維他命B_1，以及維他命B_2、菸酸、三萜皂甙、鈣、磷、鐵等營養素。紅豆被視為漢方中的生藥，是藥效極高的豆子。

紅豆有消炎、解熱、抗菌、健胃、利尿、解毒、消腫和止痛的作用。

〈最有效的食用方法〉

●全身浮腫　冬瓜四百克、紅豆一百克，煮軟後即可食用。

●眼下浮腫　水一公升和紅豆二十克，用文火煮至五百ｃｃ水量，再放入米二十克和黃耆二克，用武火煮開後，再文火煮二十分鐘，再用武火煮開後關火，蓋上鍋蓋五分鐘後即可食用。

●腫　紅豆磨成粉後加上蜂蜜，塗在患部，乾燥後拿掉。

●宿醉　紅豆二十～三十克用清水洗淨，加入四百ｃｃ的水煎煮，煮至剩下一半以後，即可食用。

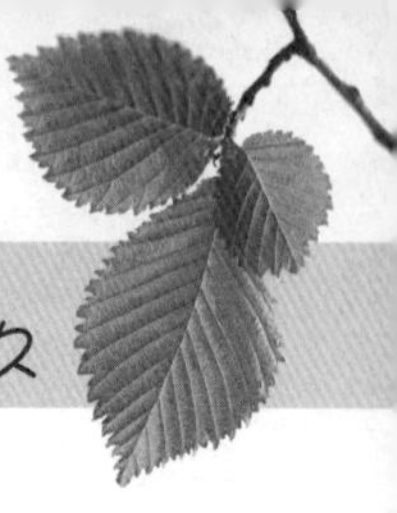

•吃壞肚子　飲用紅豆煎汁半杯至一杯，紅豆的催吐作用，能夠使胃的內容物吐出。

四季豆

性＝平　味＝甘

四季豆又名敏豆、隱元豆。成分包括醣類、蛋白質、維他命B群、維他命C，以及鈣、鐵、膳食纖維等。

中醫師認為，四季豆有利水助瀉功效，常吃可滋養五臟、補血、補肝、明目，能幫助胃腸吸收，防治腳氣，也能保持肌膚潤澤美麗。

四季豆有益脾胃，能促進消化吸收，預防便秘，增進食慾等，又能消暑，而且有治療下痢的作用。

烹調四季豆前要先摘除筋，否則會影響口感，也不易消化。

〈最有效的食用方法〉

•小孩消化不良　四季豆十克、用紗布包好的車前子（含有鹽性）、藿香六克和四百ｃｃ的水一起煮，煮至半量時放入黑砂糖，即可食用。

●白帶　四季豆六十克和四百ｃｃ的水，煮至半量時即可飲用。或是四季豆和山藥各三十克，做為茶用。

●急性腸炎　四季豆粉放入莢豆之中，然後沾醋食用。

●健脾胃、潤膚、促進吸收　四季豆炒豬肉，加入調味料即可。

●養血、增強抵抗力　刺五加三錢、沙參五錢，加水煮一小時，去除藥材留汁備用。鍋中熱油炒四季豆、豬絞肉，放入藥汁和泡軟的冬粉，加入調味料即可。

秈米（在來米）

性＝平　味＝甘

秈米大多分佈於熱帶與亞熱帶，它的米粒是細長形的。其特色是不黏、鬆散、較硬、無光澤，部分品種有香味。日常的加工食品有米粉、菜頭粿、粄條等。

在來米就是我們日常生活中吃的米，能補胃健脾，又能振作精神，它的性質不冷不熱，所以，我們可以每天食用。

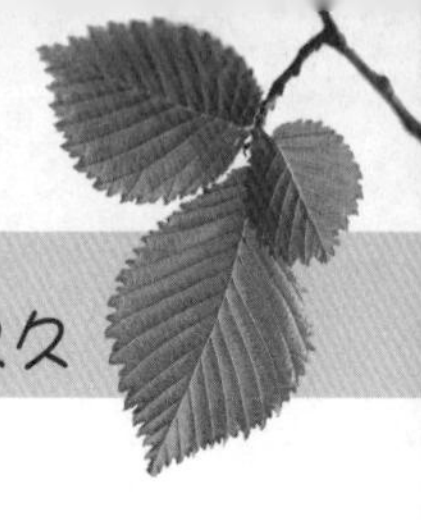

〈最有效的食用方法〉

•消化不良、下痢　水五百cc和在來米，用武火煮開後，文火煮二十分鐘，再用武火煮開後關火，並蓋上鍋蓋五分鐘。

•嬰兒斷奶　稀飯之中加上澄液。

大麥

性＝寒　味＝甘

看看大麥的中央部分，會發現有一條如兜襠的黑線。此處含有維他命B_1、B_2、礦物質、鈣、纖維等。這個黑色部分，和米糠不同的是，再如何地加以精白也無法去除。因此，可以完完全全地攝取到大麥中所含的營養成分。如果去除大麥片上的黑色部分，就會喪失營養。

大麥有健脾助胃的效果，又能幫助消化，調整胃腸機能，對於有飲食限制的糖尿病患者而言，是極佳的食物。藥用的多為發芽的麥芽。

〈最有效的食用方法〉

•便秘　大麥麩二十克煮好飲用。

•急性肝炎　麥芽三十克、茵陳蒿三十克、陳皮十五克，煮好飲用。

•消化不良　大麥的麥芽煮好後飲湯。

小麥

性＝平　味＝甘

小麥的藥效是能補心養肝，《內經》中曾提到小麥是「心之穀」，能醫治心病（頭昏眼花、心神恍惚和更年期障礙），也適於白天易流汗的人。

〈最有效的食用方法〉

•失眠　小麥、黑豆、合歡木的花各三十克和水一公升放入鍋內，煮至二百cc的量，於睡前飲用。

•多汗症　小麥三十克、黑棗十個、龍眼肉十五克和水一公升，用中火煮至一百五十cc後食用。

•口內發炎（嘴破）　小麥紛放入平底鍋輕炒，變色後放入龍腦二十克，攪拌後塗在患部。

•心慌、盜汗　小麥三十克，茯苓、麥冬各九克，水煎服。

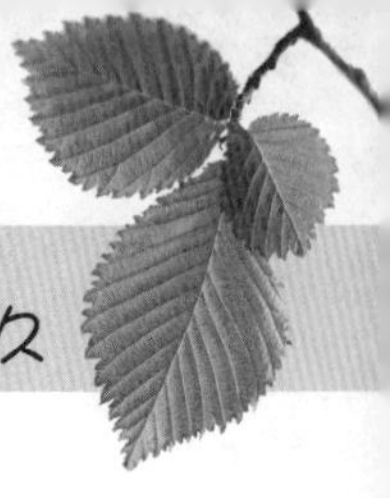

蕎 麥

性＝寒　味＝甘

蕎麥原產於西伯利亞，是栽培在寒冷地帶的植物。生長在山間貧瘠的土地上，可見具有非常旺盛的生命力。

蕎麥含有良質蛋白質，八種必須氨基酸、澱粉質、維他命P、B_1、B_2、鉀、鈣、鈉、磷、芸香苷等。

蕎麥有健胃、整腸、利尿和解毒的作用，並可增進食慾和通便，也能預防動脈硬化和高血壓等病，對治療胃腸虛弱和精力減退也很有效。

〈最有效的食用方法〉

- 便秘、皮膚粗糙、高血壓　碗中放入蕎麥粉和熱水，攪拌均勻後加入醬油食用。
- 燒傷、膿口　蕎麥粉和水攪拌後塗在患部。
- 白帶　蕎麥粉放在平底鍋中輕炒，每天食用二十克。
- 偏、正頭痛　蕎麥子，蔓荊子等量研末，以酒調敷患部。

大豆

性＝平　味＝甘

大豆除了含一般營養成分外，也含有大豆異黃酮、大豆皂素、丁香酸、皂草甙等。蛋白質含有人體所需的八種氨基酸，尤其賴氨酸的含量豐富。另外，還含有天門冬氨酸、谷氨酸和微量膽鹼。

大豆有滋補胃腸、提神、解熱、消炎和解毒的作用，還能降低膽固醇，對治療高血壓、動脈硬化和心臟病等疾病也有很大的效果，同時，豆漿、豆腐乃是最具營養的健康食品。

〈最有效的食用方法〉

- 產後貧血、虛弱體質　大豆一百克煮軟後，放入豬肝，一起食用。
- 產後乳汁不足　大豆五百克和用紗布包好的王不留行三十克先浸在鍋中，再用文火煮三十分鐘。
- 胃痛　大豆三十粒和少許辣椒先浸在鍋中，再用文火煮三十分鐘，煮好後飲汁。

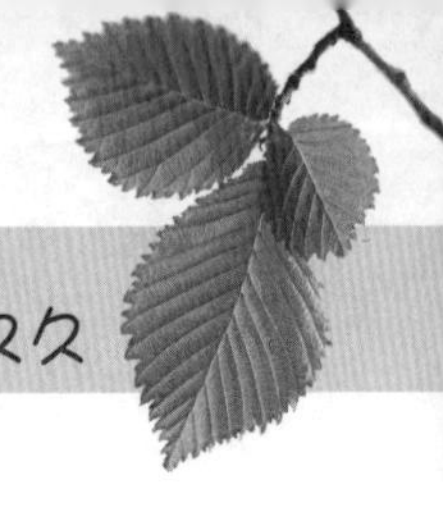

後，加入調味料醃好的肉丁煮滾即可。

- 感冒、發熱　枸杞葉和大豆加入高湯共煮，用蔥、胡椒、鹽、味噌調味。
- 補充營養、抗老化　大豆用水煮沸後，改用文火煮半小時，待大豆軟熟

玉蜀黍

性＝平　味＝甘

玉蜀黍又名玉米、珍珠米等。除了含大量的醣類和蛋白質、脂肪外，也含多種維他命和礦物質，膳食纖維的含量也很豐富。

近年來發現，玉蜀黍中含有谷胱甘肽這種長壽因子，和硒作用，可生成谷胱甘肽氧化酶，有抗氧化作用，能恢復青春，延緩老化，也能防癌。

玉蜀黍有整腸、強壯、利尿和強心的作用，還能降低膽固醇，是高血壓、高血脂症患者的最佳食物。

另外，玉蜀黍的鬚，含有大量的維他命K、葡萄糖、谷固醇、木聚糖、有機酸等，有利尿作用，可作為降壓、降糖與利膽劑。《本草綱目》中記有「尿道結石可食用玉蜀黍的葉和鬚」。

〈最有效的食用方法〉

- 高血壓、高血脂症　玉蜀黍的鬚六十克和水一公升，煮至半量後飲用。
- 產後虛弱、晚上睡覺時流汗　玉蜀黍的心一百克和水一公升，煮至半量時飲用。
- 尿道結石　玉蜀黍的根六十克和茵陳蒿十五克，煮好後飲用。
- 黃疸　玉蜀黍的鬚六十克和水一公升，煮至半量後飲用，一天三次。
- 糖尿病　玉蜀黍五百克，一天分四次煎服。

薏仁

性＝微寒　味＝甘

薏仁能強固胃腸，治療便秘和清洗血液，並促進新陳代謝。根據《神農本草經》中的記載，薏仁為養命藥，位列上品，有「補虛（強壯）、益氣（提神），使身心輕鬆愉快。」薏仁最主要的特徵就是能排除水分，因此，也能治療由心臟和腎臟所引起的水腫、腳氣和神經痛，使用的範圍非常廣大。

薏仁自古以來是去除疣的特效藥。煎煮飲用數個月，便能夠把身上的疣去除

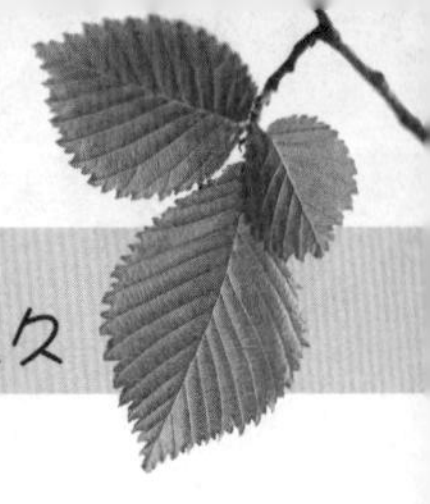

乾淨。直接把搗碎的薏仁塗擦在肌膚上，非常有效。

〈最有效的食用方法〉

- 美容、強壯　薏仁五十克在平底鍋中輕炒後食用，煮成稀飯更好。
- 疣（皮膚上的肉塊）　同量的薏仁和木賊，做成茶喝。
- 糖尿病　薏仁和糯米的糙米依三比二的比例磨成粉，飯前食用一大匙。
- 口臭　薏仁的粉末加甘草粉，塗在舌中。
- 風濕、神經痛　薏仁加入約十倍的水，放入袋中煮三～四小時，再把薏仁放入煎汁中飲用。

糯米

性＝溫　味＝甘

糯米黏度比較高且軟，光澤佳。分為圓糯（短圓）和長糯（細長）二種，通常圓糯製作年糕、麻糬、紅龜粿、鹼粽等；長糯製作肉粽、米糕、飯糰、珍珠丸子等。

糯米能增強消化機能，振作精神及增加體溫，而且能止汗和止痢，對寒性的下痢和冷症也很有效，發燒或流血時千萬不可食用。

〈**最有效的食用方法**〉

- 容易感冒的人　把做好的麻糬放在味噌湯中食用。
- 喘氣　麻糬沾醬油烤，每天食用二個。

綠　豆

性＝寒　味＝甘

綠豆營養價值和藥用價值都很高，李時珍《本草綱目》讚為「食中佳品」。其蛋白質含量是粳米的三倍，也含有較多賴氨酸的完全蛋白；豐富的多種維他命和無機鹽，其中胡蘿蔔素和硫胺素的含量較多。

現代醫學研究證明，綠豆有消炎、解毒、解熱、抗化膿、抗菌、消暑、利水和清腫的作用，常食有養生保健，預防疾病的功效。

〈**最有效的食用方法**〉

- 耳下腺炎　綠豆一百二十克、大豆六十克煮後，加入適量的砂糖即可食用。
- 高血壓　蓮藕一節，於洞中放綠豆，蒸熟後食用。

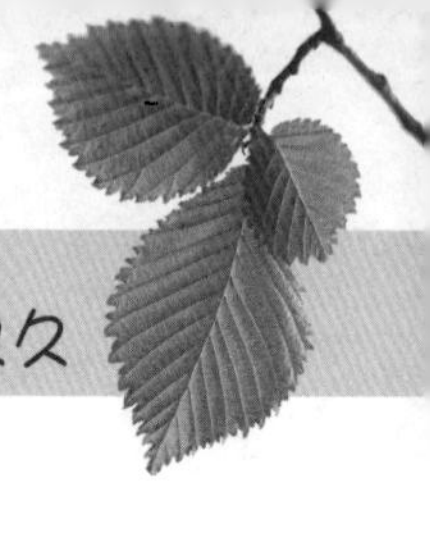

●藥物中毒　綠豆六十克煮熟後，飲用汁液。

●乳腺炎　綠豆六十克磨成粉，用冷水攪拌後，外敷。

※中醫師多勸急性脊髓視神經症的患者食用綠豆。一氧化碳素中毒、食物中毒、瓦斯中毒和農藥中毒也是同樣有效，甚至夏天中暑時，只要食用綠豆和甘草煮成的稀飯，立刻可痊癒。肥胖的身體，要想辦法將體內的毒素排出體外，可食用之。另外，冬粉、蒟蒻和愛玉是女性很喜歡的食物。

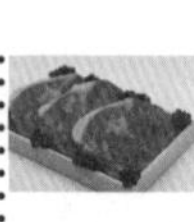

肉類、魚類

傳統營養學一樣要攝取魚類和肉類，可是因性質有所不同，各人的體質也不同，所以，要選擇適合體質和病狀的食物。

因此，長壽村的人經常準備各種的食品，簡單的說，若想增強體力，寒症的人可食用狗肉和羊肉，熱症的人可食用兔肉和鼈肉，吃的方法也有一定的限制，同時，必須多方的攝取，營養才會均衡。

中式料理有一道「千金鯉魚湯」，治好三十位罹患腎臟病症候群的患者，處方是鯉魚、紅豆、砂仁、生薑和黃耆組成的藥膳。處方是依據唐代的文獻「鯉魚可消腫」，以此為根據來治療腎臟病症候群的患者，主要是使用鯉魚，才得到如此大的效果，若是換成別的魚就不行，這是幾千年來所得到的經驗，無法用理論想像，這也是傳統營養最強而有力的地方。

古方有「霞天膏」治脾虛久瀉，即係黃牛肉熬製而成。

牛肉

性＝溫　味＝甘

牛肉含有豐富的良質蛋白質，還含有維他命A、B_1、B_2、C、鐵分等，是營養價值高的食品。而且吸收率高達九七～九八％。此外，牛肉中所含的蛋白質氨基酸非常平衡。

牛肉能培養消化機能，強壯胃腸，使筋骨發育強壯，又有消腫、利尿和消暑的作用，尤其牛肉不肥膩，所以對神經痛或肌肉衰退的人很有效，但是，就整體來看，肉不如湯和骨髓來得有營養。

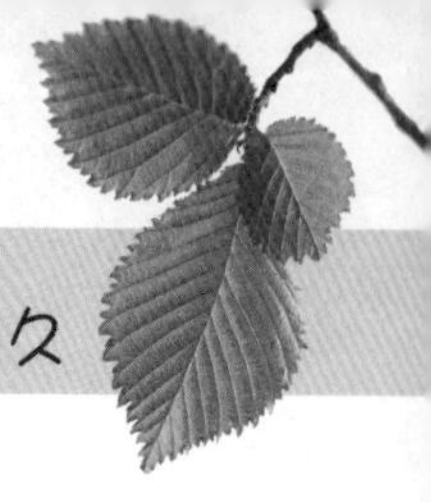

〈最有效的食用方法〉

●虛弱的人改善體質（寒症的人）　牛肉一公斤、黃耆、山藥、黨參、白朮各五十克、黑棗、生薑、山椒各二十克，並用紗布包好，約煮一天（可能的話最好煮二～三天），然後取出藥材，主要是喝湯，吃不吃肉無所謂，以上材料為十天分。

●小孩發育不全、智商較低、怕冷、夜尿症　大鍋內放入牛背骨二公斤和水十公升，煮一天，要隨時取出浮在上層的污物和加水，即煮成十公升的湯，然後敲碎背骨，取出骨髓，再加上別的背骨髓，合計有三公斤，放入湯中，再放入辣椒五十克及用紗布包好的益智仁、菟絲子、黃耆、蓮肉各三十克，慢慢的煮一天，取出藥後，喝湯吃骨髓。

※中國的絲路住有回族，他們以羊和牛為主食，並用羊糞豬糞作燃料，如此煮一星期以上，然而湯和骨髓卻遠比肉受人重視，多半做為小孩的健康食品，所以，漢族和回族一看就知道，漢族乃是農耕民族，而回族的力量較為強大，持續力也較強。

鰻魚

性＝溫　味＝甘

鰻魚含有豐富的蛋白質和脂質，以及鈣、磷、維他命A、B_1、鐵等，鰻魚是營養的代名詞，為夏日懶散症的特效藥。

夏日懶散是因為缺乏維他命B_1，而鰻魚一百克中有〇・七mg，比豬肉所含的維他命B_1含量更高。因流汗而喪失的礦物質能夠藉此而獲得補充。

鰻魚的維他命含量，一百克中約含四千七百IU，為牛肉的二百倍。成人一天的維他命A所需量為一千八百～二千IU，吃一串薄烤鰻魚就可攝取到所需量。

中國有句古話：「精力已盡就吃些有黏液的食物，基本的力量也沒有時，就吃有根的菜。」魚是黏液食物的代表，有黏液又帶有根的就是芋頭，鰻魚有強壯、強精的作用，還能抵抗寒冷，並可止痛消腫。

〈最有效的食用方法〉

- 心臟激烈跳動、氣喘　鰻魚一尾、黃耆十五克用紗布包好，煮好後，魚肉可以吃也可以喝湯。

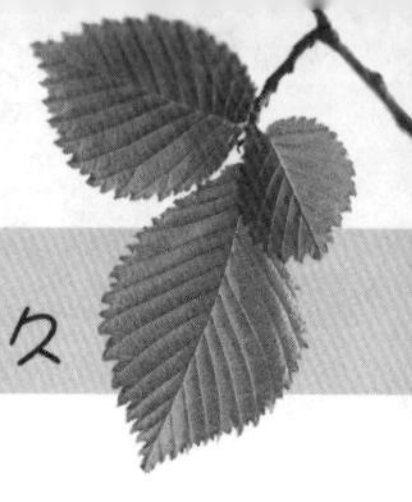

鯉魚

性＝平　味＝甘

自古以來，鯉魚被當作滋養體質的魚，因為鯉魚含有豐富的蛋白質、脂肪、維他命B_1、B_2，是虛弱體質和病後正處於復原期的人最佳調理品。

陶宏景說：「其鱗從頭至尾無大小，每鱗有小黑點，為諸魚之長，為食品上味。」食用的鯉魚是真鯉和黑鯉，錦鯉和緋鯉則作為鑑賞用。

古時的人，食用淡水魚多於海產魚，魚類中最具藥效的就是鯉魚，鯉魚有利尿作用，可除浮腫，解腹脹，還能治療咳嗽、氣喘及乳汁不通。

〈最有效的食用方法〉

- 孕婦中毒（浮腫）、害喜　鯉魚二百五十克（拿掉內臟）、紅豆三十克、砂仁十克、薑十克、黃耆三十克，用文火煮四十分鐘，喝湯，也可以吃魚，但不要放鹽。
- 母乳不足　鯉魚切成一塊塊，並放入味噌煮成湯（煮濃一點）。
- 慢性腎炎　黃耆用紗布包好，放在鯉魚湯中煮，煮好後飲用。

鹿肉

性＝溫　味＝甘

鹿肉的藥效能「補脾益氣、溫腎壯陽」，也就是具有強壯、強精的作用，是可以增強精力的有名食物。

鹿茸更是血和肉的精華所在，有強壯、強精的效能，是一種高貴的藥，但是，並非人人都可以食用。例如，容易出血、易口渴、眼發紅、易便秘、高血壓或有微熱體質的人，最好不要食用。相反的，鹿肉對精力減退、性無能、冷症、不感症和不孕症的「寒症」患者很有效。

〈最有效的食用方法〉

●精力減退、性無能、冷症、不感症、不妊症　每天可食用鹿肉五十～一百克，或是每天食用鹿茸〇・五克，無論如何，吃後覺得身體有熱感的人就不要再吃了。

※鹿角未成形時稱鹿茸，此時藥效最好。從前，人參和鹿茸是漢方高貴藥材中的雙璧，成形後的角可浸在酒中，做成藥酒。

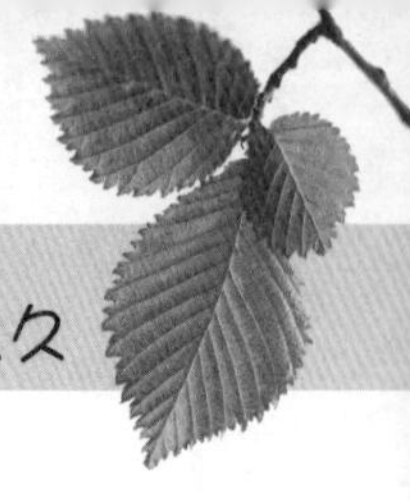

鼈肉

性＝寒　味＝甘

鼈的俗名是甲魚、團魚，是深受人們喜愛的水產佳餚。鼈肉中含有豐富的氨基酸、維他命、微量元素、多肽和一般食物中少有的蛋氨酸，營養價值極高，是一種高蛋白、低脂肪的珍貴補品。

鼈有滋陰補腎的效果，能增加體力，又有養血、除熱、消腫、豐肌的效用，自古為中國的補藥，因性寒，不適宜寒症的人。

〈最有效的食用方法〉

- 精神不安、失眠　鼈一隻，百合三十克、黑棗十個，放在鍋內煮好後飲湯，鼈肉、百合和黑棗都可食用。
- 遺精　女貞子、熟地黃、枸杞各十五克，用紗布包好，和鼈肉一起煮，取出藥材後飲湯食肉。
- 猝然腰痛、不可俯仰　鼈甲砂炒，研成細末，以熱黃酒送服，每次服三克，一天二次。

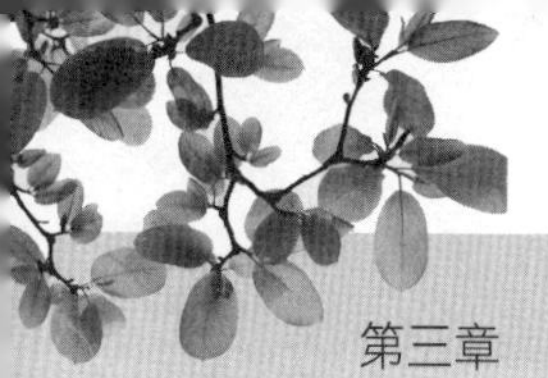

雞肉

性＝溫　味＝甘

雞肉能養氣，提高消化機能，而且能強壯筋骨，又能養血，還可調整女性的生理機能，所以是老年人、孕婦、病後及罹患慢性疾病的人所不可缺少的食品。

尤其是烏骨雞，肉質十分細嫩、味道鮮美爽口，含有豐富的蛋白質、黑色素、多種維他命和微量元素等物質，營養價值極高，並且有醫療保健作用，是難得的滋補佳品。

〈最有效的食用方法〉

● 產後增進體力　雞一隻、黑棗二十個、當歸二十克，煮好後即可飲用，肉也可以吃，以上為一週份，食用三十個星期。

● 不正常的出血　雞骨湯二百ｃｃ，加入阿膠三克和少許的鹽，每天早上飲用。

※國人把雞當作肉中之王，藥店也很重視「烏雞白鳳」，成長十年以上，腳和嘴巴均呈黑色，且為母雞，是很優秀的藥材。

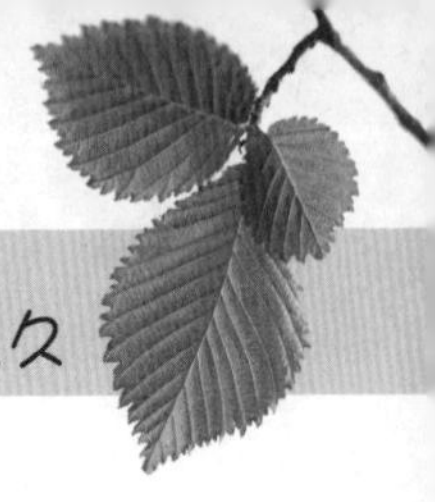

羊肉

性＝溫　味＝甘

羊肉有補氣養血的作用，又能促進消化機能，羊肉比牛肉更具有熱性，因此被稱做「女性的肉」，生理上有問題，一定要吃羊肉，冬天多吃羊肉，對精力減退的人有很大的幫助，對胃痛的寒症患者也很有效。

此外，羊乳適宜怕寒及生理不順的人。

〈最有效的食用方法〉

●冷症　大鍋內放入羊肉一公斤、黑豆一百克和用紗布包好的當歸三十克及辣椒二十克，煮好後喝湯，也可以吃肉，以上是一週份。

●寒症男性的精力減退　大鍋內放羊肉一公斤和用紗布包好的辣椒，並加入充分的水，用武火煮開後，放入用紗布包好的附子十克，再用文火煮一天，即可食用，以上為五天份。

●頭風、白內障、角膜炎　羊肝六十～九十克，穀草精、白菊花各十二～十五克，煮服，每天一劑。

豬肉

性＝平　味＝甘

豬肉一百克中含有三・五克的蛋白質，蛋白質能夠賦予細胞活力，防止老化。豬肉的特徵是含多量的維他命B_1，約為牛肉的十倍，豬肉一百五十克為成年人一天的維他命B_1的必要量。

豬肉的藥效是「補腎養血、滋陰潤燥」，也是國人的主要肉食之一，豬肉的性質比一般肉性為溫和，從豬腦到豬腳都可供身體虛弱及陰虛的人食用。

例如，豬腦可治頭昏，豬肺可治氣喘及咳嗽，豬肝可治貧血，豬油可通便，膽汁能治視力模糊，失眠的人宜吃豬心，糖尿病可食豬皮，豬髓對虛弱小孩的發育不全及母乳不足也很有效。

〈最有效的食用方法〉

●腰痛、精力減退　剝掉豬腎的薄皮，直切成三分，中間部分不要，只留左右兩邊，中間的乳白色及鮮紅色要用刀子修乾淨，切好後放在鍋內，然後放入用紗布包好的補骨脂，烹飪腎臟（腰子）一定要放鹽，加入胡椒、醬油、蔥和薑會

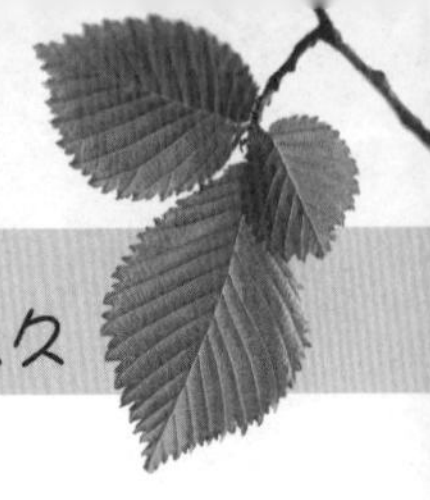

比較好吃，而且適宜寒症的人。

- 胃痛　豬肚洗乾淨後，把薑一百克放在裏面，煮熟後取出薑，切細食用。
- 便中有血　豬腳一隻，和用紗布包好的茜草三十克一起煮了吃。
- 眼睛模糊、夜盲症　豬肝一百克，和用紗布包好的夜明砂十克一起煮，豬肝也可以吃。
- 白癬（慢性皮膚病）　先煮熟豬肝，待冷卻後切片，再沾沙苑蒺藜粉六十克食用。

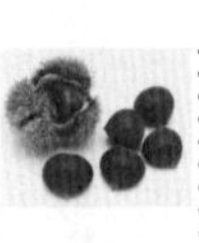

果實類

果實類的藥膳中有一個和慈禧太后有關的故事：

在一年冬天，慈禧太后因為感冒而不停的咳嗽，病情十分嚴重，甚至無法安睡，宮中的御醫使用名貴的人參、燕窩和銀耳來治療，不料病情越來越嚴重，吐的痰中帶有血，且拖延一個月之久。

有一位食醫聽到這個消息，便做了雪梨膏請慈禧太后試用，做法是梨子不削皮壓扁，壓出的汁放入砂糖熬成膏劑，慈禧太后服用後，病情果然痊癒。

為什麼食醫使用梨子呢？

因為冬天天氣乾燥，加上風很強，所以外邪侵入而形成感冒，冬天的風和普通的風不一樣，可以蒸發體內的水蒸氣，導致發燒，這光用解熱劑和止咳劑無效，最要緊的是充分供應水分，冬天的風易使身體乾燥，梨子是寒性的水果，可滋潤肺部，又能止咳和消熱，使人振作精神。

吃水果不是一件麻煩的事，不但安全又有效，可說是最便宜的漢方，只是要先知道各種水果的性能，使用起來才方便。

杏仁

性＝溫　味＝酸

杏仁營養豐富，含蛋白質二四％，脂肪四九％，並且富含鈣、鎂、磷等礦物質。杏仁中並含有苦杏仁苷，具有明顯的抗癌功效。

中醫學認為，杏子具有止咳、化痰、平喘、潤腸和通便的功用，做為藥物則

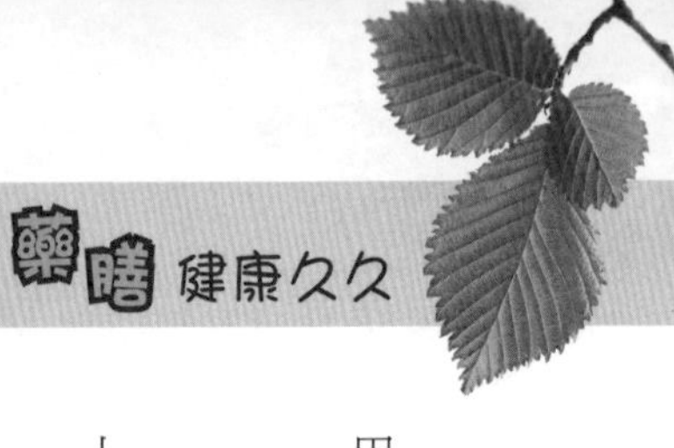

用帶有核的乾燥種子，也就是杏仁。

〈最有效的食用方法〉

- 慢性支氣管炎　杏仁壓扁後，放入冰糖做成杏仁糖，每天早晚九克，服用十天。
- 咳嗽、氣喘　杏仁六十克和黑芝蔴六十克，放在平底鍋中壓扁，每天早晚二次，每次服用三克。
- 蟯蟲　生杏仁十二克要壓扁，並加上蔴油二cc，於睡前塗在小孩的肛門，時間為五天。
- 胃痛　杏仁十克，生薑六克，大棗十枚，煮熟後加蜂蜜食之。
- 便秘　杏仁十克，大棗十枚，煮熟後加蜂蜜三十克食用。
- 頭痛　杏仁十克，核桃仁十克，生薑六克，蔥白十克，水煎後食果飲湯。

無花果

性＝平　味＝甘

無花果，落葉灌木，高二～四公尺。花單性，隱藏於囊狀總花托內。囊狀花托內著生多數白色小花。花後形成隱花果，呈倒卵形。裏面有許多硬質瘦果，含無數種子。隱花果可供食用，葉可供藥用。

無花果含有各種營養成分。所含的糖多為果糖和葡萄糖，容易被人體吸收。果酸成分包括檸檬酸、琥珀酸、咯烷烣酸、草酸、奎寧酸、丙二酸等。除了蛋白質、脂肪、氨基酸外，也含有維他命B_1、B_2、C、胡蘿蔔素等各種維他命，以及鐵、磷、鉀、鈣、鈉等礦物質，還有澱粉酶、脂肪酶等各種酵素。

無花果能促進消化，增進細胞的新陳代謝，制止下痢，並有通便和解毒的作用。

〈最有效的食用方法〉

- 胃腸虛弱　無花果曬乾後切成一公分左右，用文火炒至呈黑色，每天十克煮成茶來喝。
- 腸炎　無花果二個和水三百ｃｃ，煮至半量後，每天早晚飲用二次。
- 痔瘡　把新鮮的無花果十五個和水二公升，煮好以後，用來清洗肛門。
- 香港腳　揉無花果的葉，用壓出的汁塗在患部。

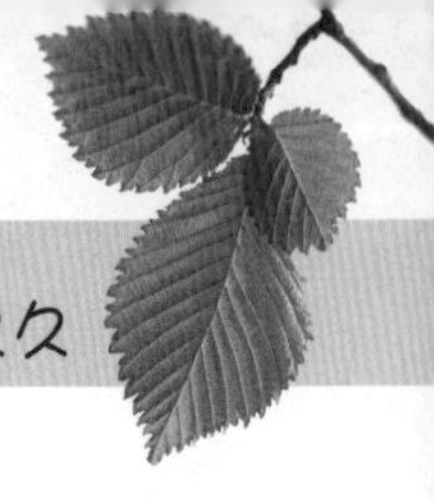

●疣　揉無花果的葉，然後用流出的白色汁液塗在患部。

梅子

性＝溫　味＝酸

梅子成分包括蘋果酸、檸檬酸、琥珀酸、醣類、維他命C、鈣、磷、鐵、鉀、齊墩果酸、谷甾醇和蠟樣物質。成熟期的梅子鉀含量較多，一般含鉀較多的食物含鈉也多，而梅子含鈉量較少。

梅子能幫助消化、增進食慾，又有解毒、去痰和驅蟲的作用，還能收濇小便，止汗固液，對下痢也很有用。

〈最有效的食用方法〉

●心臟激烈跳動　未成熟的梅子十個，連同黑砂糖，放在水中煮，煮得熟爛，再慢慢食用。

●神經痛、坐骨神經痛、肩膀痠痛　同樣使用未成熟的梅子，做成梅酒，不過要保存一個月才能食用。

●蛔蟲　鍋內放梅子十個，煮成汁後飲用。

●夏天食慾不振　梅子二十克、山楂子十五克、黑砂糖二十克，加入一公升的水，煮二十分鐘，冰冷後即可飲用，就是俗稱的「酸梅湯」，喝後不再口渴，還可增加體內的水分，並增進食慾。

柿子

性＝寒　味＝甘

未成熟的柿子中含有鞣酸，主要成分為花白苷，又名瓜氨酸。鮮柿中含醣類、蛋白質、維他命、礦物質、果膠等。含豐富的碘，是缺碘性甲狀腺腫大病患的食療水果。

柿子裡含大量的柿膠酚、果膠、可溶性收斂劑，在胃內酸性的環境中會凝成不溶性硬塊，滯留在胃中難以消化排除，稱為「胃柿石症」。胃潰瘍病人食用後，可能會引起胃出血，甚至穿孔，因此不宜食用。

柿子能潤肺止咳和消炎、上血，又有止渴的作用。

〈最有效的食用方法〉

●打嗝　柿子三十克煮好後食用。

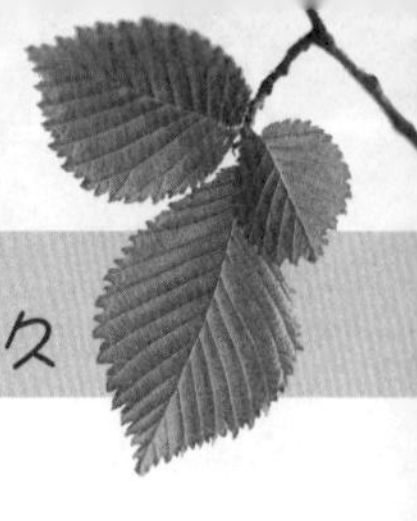

●高血壓、痔瘡、便秘　飲用新鮮的柿子汁，加水服用，每天半碗。

●感冒　曬乾的柿子二個切細，加水三百六十ｃｃ，用文火煮至半量，呈泥狀，每天食用三～四次。

●咳嗽、咯血　柿子四個，粳米六十克，白糖少許，煮粥食用。

奇異果

性＝寒　味＝酸

奇異果祖籍來自中國長江流域及南方各省。原名獼猴桃，成分包括醣類、蛋白質、脂肪、有機酸、膳食纖維、維他命Ｃ、鐵、鉀等，營養成分高，是「營養活力之源」。

根據美國方面的研究報告指出，每天吃二顆奇異果，能補充鈣質，刺激肝膽分泌膽汁，增強食物的吸收力，改善睡眠品質。同時，富含膳食纖維，食用後能增加飽足感，再加上熱量低，所以是減重者的最佳食品。

奇異果有滋養強壯的作用，而且有消瘀活血、止渴、清熱利尿、催乳等的功效。其根、莖、葉可供藥用。

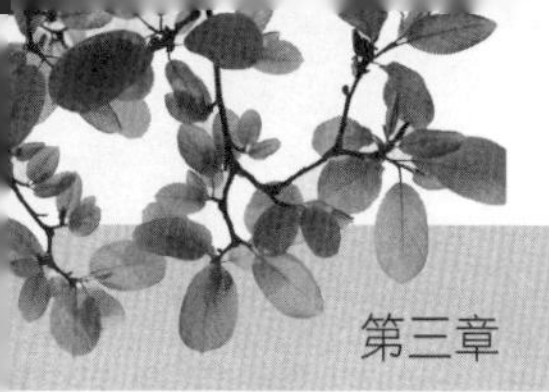

〈最有效的食用方法〉

●高血壓　奇異果一個和生的枸杞十粒，此為一天份。

●糖尿病　山藥粉五十克和冷水攪拌，及奇異果半個一起食用。

●胃癌、乾嘔　奇異果五十～一百克，榨汁，加薑汁少許飲用。

黃馨

性＝平　味＝甘

黃馨，常綠灌木，高二～三公尺，葉具柄，互生，奇數羽狀複葉，小葉五枚，卵形，全緣。原產於大西洋海島，現各地都有栽培。

黃馨能補肺，治療呼吸困難和咳嗽，又有排尿和解毒的作用。

〈最有效的食用方法〉

●咳嗽　黃馨十二克和桑葉十二克一起煮來吃，並加上蜂蜜，以上是成人的一天量。

●夜尿症　每晚睡前食用。五歲三個，十歲五個，十歲以上八個。

●白帶　黃馨四個和蛋一個，放在碗中蒸來吃。

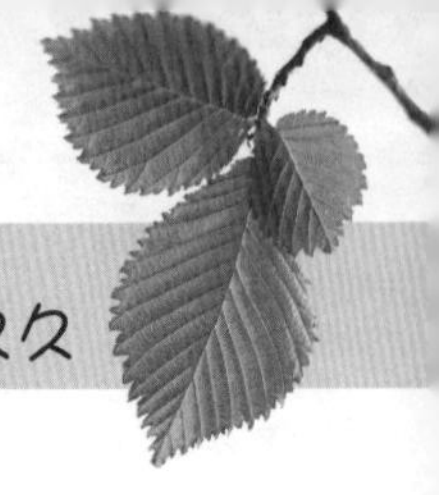

栗子

性＝溫　味＝甘

栗子成分包括蛋白質、脂肪、醣類、維他命A、B_1、B_2、C、胡蘿蔔素、菸酸，以及鈣、鐵、磷、鉀、鋅等礦物質。在歷代的荒年，被當作救命之寶，因為其醣類、蛋白質、脂肪的含量均高於大米和小麥，是可以依賴的糧食。生活中最常見的就是糖炒栗子。

栗有補腎、健胃、活血和止血的功用，俗稱「乾果之王」。

〈最有效的食用方法〉

- 中老年人的腎虛症、全身倦怠　每天早上食用三個生栗子。
- 老人氣喘　平底鍋中放豬油一百克、栗子六十克，炒好即可食用。
- 小兒下痢　鍋內放栗子三十克、黑棗十五個、茯苓十二克、米六十克和水一・五公升，用文火煮二十分鐘，即可食用，以上為三次份。

※唐時，栗子乃腎之乾果，能增強性能力，對小腿痠痛和排尿不順的人也很有效，但是不能吃得太多，而且最好是把生的栗子放在空氣中讓它乾掉。

胡　桃

性＝溫　味＝甘

胡桃別名核桃、合桃、羌桃，有「長壽果」、「萬歲子」的美名。主要成分為不飽和脂肪酸和亞油酸甘油脂、亞麻酸、油酸甘油酯，以及醣類、蛋白質、鈣、磷、胡蘿蔔素、核黃素。胡桃仁中所含的脂肪非常適合大腦的需要，能迅速改善兒童的智力，被稱為「健腦食品」。

胡桃有滋補強壯的效果，又具有整腸、通便和促進血液循環的作用，也能治療精神不安、心臟激烈跳動、失眠和健忘症，但是因為性溫，消化機能衰弱的人不要吃得太多。

〈最有效的食用方法〉

- 高血壓、目眩　胡桃、黑芝蔴、枸杞和五味子各二百克和菊花五十克放在爐中乾燥後磨成粉，並加上一公升的蜂蜜，每天早晚十克加水飲用。
- 尿道結石　胡桃四百克加油輕炒，每天食用四十克。
- 慢性氣喘　胡桃十克和薑一克，含在口中慢慢咀嚼。

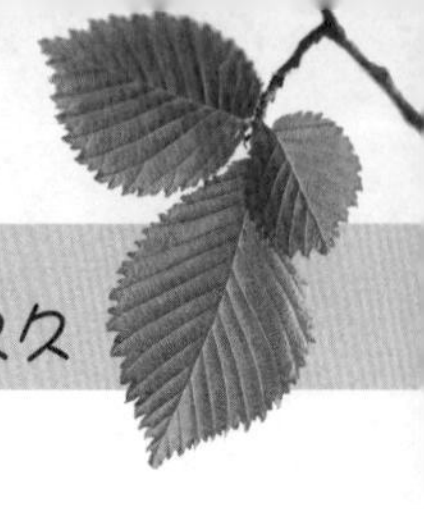

・腰痛　胡桃不剝殼放在火中烤，烤好後剝掉殼吃裏面的肉，約五～七個，可以配以米酒或高粱酒。

・健腦補腎　胡桃仁五十克，搗碎，加米適量淘淨，加水煮成粥，經常佐餐食用。

※胡桃在唐朝時非常流行，能使皮膚柔軟細緻，臉上光采煥發，頭髮黑亮，既可作為女性的點心，也可做為美容食品。

石榴

性＝溫　味＝甘酸

石榴又名安石榴、紅石榴等。高約二～三公尺，果實球形，熟則黃紅且易開裂，種子之外，圍有紅肉，其味甘美或帶酸，供食用。

石榴有止渴、促進消化、制止下痢、驅除蛔蟲、止血和抗菌。《本草綱目》中曾有記載，石榴對酒醉的人也相當有效。

〈最有效的食用方法〉

・宿醉　石榴二個放在果汁機中攪拌，冰冷後飲用。

‧白帶　石榴十五克煮來喝。

‧香港腳　將石榴果實的汁液塗在患部。

‧口臭　石榴的果實加上稀薄的茶飲用，要經常漱口，若是石榴無果實，用葉也可以。

西瓜

性＝寒　味＝甘

現代藥理研究認為，西瓜中的配糖體能降血壓和利尿，而且其中所含的少量鹽類對腎炎有療效。成分中的蛋白酶能將非溶性蛋白變成可溶性蛋白。

西瓜有退熱、解暑、解渴、除浮腫、去胸悶、降壓和排尿的作用，其中以做為排尿劑的作用最多，甚至在盛夏時，連皮都可以食用，做為藥用時，常會使用白色的外皮部分。

〈最有效的食用方法〉

‧高血壓　白色的外皮二十克、草決明十克和水一公升，用武火煮三分鐘，每天飲用。

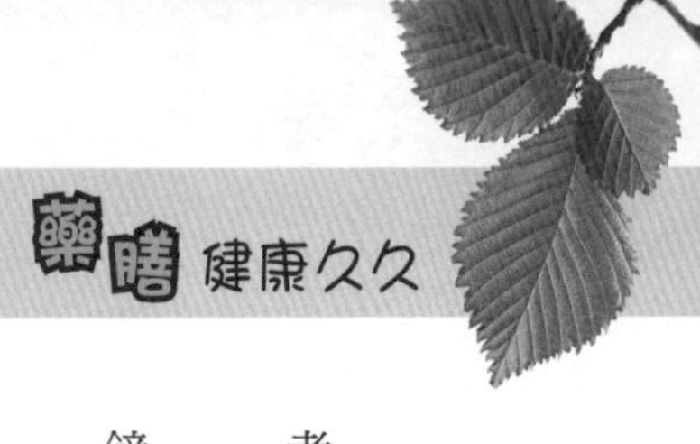

●糖尿病　白色的外皮二十克、冬瓜皮二十克、天花粉十二克和水一公升，煮好後當作茶喝。

●慢性腎炎　水三公升、西瓜的外皮（青色部分也要）一公斤，煮三十分鐘，然後用紗布過濾至一公升，每天喝一公升。

梨子

性＝寒　味＝甘微酸

梨子果實含有機酸、醣類，富含水分、維他命A、B、C與微量元素碘，香氣宜人，甜脆適口，有「百果之宗」美稱，具潤肺止咳功效，因其鮮嫩多汁，所以又稱為「天然礦泉水」。

梨子可促進身體正常分泌內分泌，又能解熱、止渴、化痰和降血壓，但是梨子性寒，所以病後、產後、身體衰弱或腹部經常冷痛的人不適宜食用。

〈最有效的食用方法〉

●氣喘病　蜂蜜三十ｃｃ和切片梨子五十克，用文火煮一小時，煮軟後食用，最好在晚上睡前食用。

• 慢性咳嗽　梨子五百克做成果汁後，倒入鍋中，並放入冰糖五百克，用文火慢慢煮，早晚飲用二十ｃｃ。

• 喉嚨腫大　飲梨子汁。

• 失眠症　梨子切塊，百合洗淨，加入冰糖用水煮，取湯飲用。

棗子

性＝溫　味＝甘

棗子早在三千年前就有栽培，是《神農本草經》中的「上藥」，甚為人所重視，作為藥用的黑棗，都是成熟而且乾燥，生棗還可作為水果食用。

二千年前的《傷寒論》中曾記載一一三種處方，其中有六十三種處方使用黑棗，由此可知，黑棗如何受人重視。在民間有個習慣，吃肉以後順便吃五～六個黑棗，為的是保護胃，以免受到刺激。

棗子，漢方稱做黑棗，古稱南棗，可治糖尿病、喉嚨痛、胃痛和胃痙攣，而且有益脾胃，更是養血安神的補藥，對脾胃虛弱、氣力不足、貧血和失眠也很有效。另一種叫酸棗的核仁為酸棗仁，均可入藥。

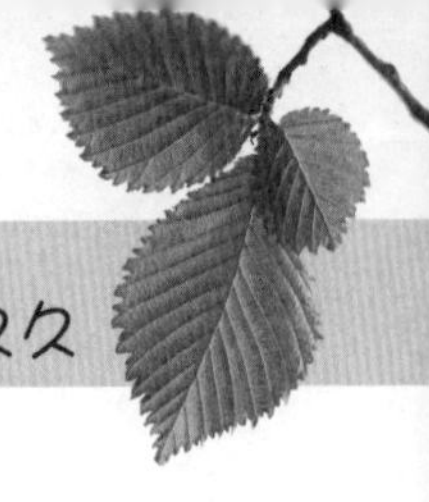

〈最有效的食用方法〉

•不眠症　棗子二十個、炒酸棗仁五十克和水，水要浸滿食物，用文火煮，棗子會吸收水分，食用時要剝皮。

•經期鼻衄　黑棗五百克，豬蹄腳一支，加白糖二百五十克，同煮爛，分數天服完，連服二～三次。

•健忘症　鍋內放棗子十五個、遠志十五克和水，水要浸滿食物，用文火煮，棗子會吸收水分，食用時剝皮。

•血小板減少性紫斑症　每天煮二十個棗子，食用時要剝皮。

•胃弱　皮先剝掉並取出棗核，用文火烤後磨成粉末，然後放入少許的薑，食用時要加白開水。

香蕉

性＝寒　味＝甘

香蕉別名甘蔗，中含有醣類、蛋白質、脂肪、維他命A、B、C、E、菸酸、胡蘿蔔素，以及鈣、磷、鐵、鉀、鎂等礦物質，還有少量的五－羥色胺、去甲腎上腺素和多巴胺。葉含鞣質。

香蕉甜蜜爽口，能清熱、潤腸（潤滑乾燥的腸）和解酒毒，其中最引人注意的是潤腸緩和及降血壓作用。古代的中醫書曾說明何謂潤腸作用，好比河流中沒有水，船就行不動，同樣的道理，腸內沒有水，糞便就不能通，這時候，可食用香蕉有潤腸的作用。

〈最有效的食用方法〉

- 高血壓　香蕉五十克煮好後食用。
- 消除疲勞、肩膀痠痛　香蕉和紅蘿蔔、梨子、蘋果、蜂蜜及適量的糖一起榨汁飲用。
- 便秘　水一百ｃｃ、香蕉一根和蜂蜜二十ｃｃ，煮好後飲湯，香蕉也可以吃。

葡萄

性＝平　味＝甘酸

一看到葡萄就想到絲路，葡萄的糖質很高，又有助消化，所以，只要食用葡

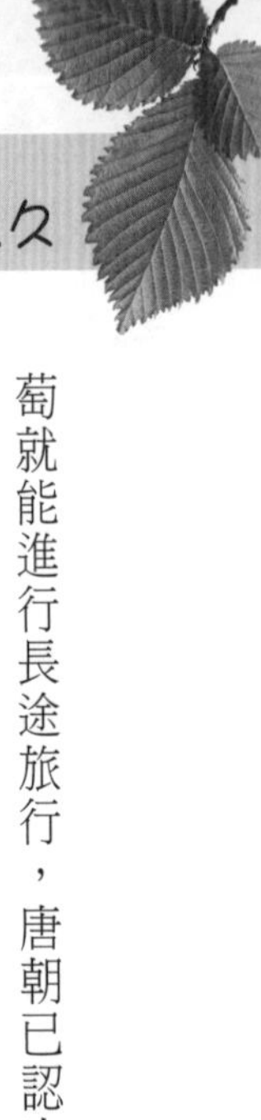

萄就能進行長途旅行，唐朝已認定葡萄能耐風寒。三國時代的英雄曹操如果喝醉了就吃葡萄，頭腦即可變得清醒，唐代醫書《食療本草》中提到，眼睛不好的人不宜食用葡萄。

葡萄成分中含果糖類、蛋白質、維他命A、B_1、B_2、C、菸酸、鈉、鉀、鐵、磷、鈣。法國波爾多大學的研究人員發現，葡萄籽中含豐富的增強免疫與抗老化物質，而且容易被人體吸收。

葡萄有滋養強壯的作用，又能增進食慾，且有助排尿、去水腫。

葡萄藤及根可供藥用，但以野生為好，有祛風利水，治風痺筋骨痛，並有鎮靜、止嘔、止痛作用。

〈最有效的食用方法〉

- 神經痛　葡萄一百克、薑五十克做成飲料，或把葡萄五十克煮成湯喝。
- 貧血目眩　葡萄五百克、桑椹二百克作成果汁，然後加上蜂蜜二十ｃｃ或黑砂糖，煮二十分鐘。
- 食慾不振　吃九克葡萄乾。

• 消除疲勞　葡萄、檸檬榨汁後加糖攪拌，再加入冷凍的蘇打水。

• 筋骨疼痛、癱瘓麻木　葡萄根或藤、嫩桑枝、蠶砂各三十克，加黃酒與水等量煎，一天二～三次分服。

橘子

性＝涼　味＝甘酸

橘子富含多種維他命、橙皮柑、檸檬酸、蘋果酸、葡萄糖、果糖、蔗糖，是極受歡迎的食療調理水果。

橘子從外到裏，都可做藥使用，有健胃、止渴和排尿的作用，依其部位而言，皮可增進食慾，種子可治脫腸，葉是治療生理不順和咳嗽，裏面的白絲還可治療咳嗽、氣喘、胸部鬱悶、狹心症和小兒的食慾不振。

〈最有效的食用方法〉

• 食慾不振　橘子皮五克，加開水飲用（最好使用乾燥一年以上的）。

• 預防感冒　水三百ｃｃ、橘子皮十克、生薑十克、蘇葉十克和黑砂糖十克、用中火煮至一百五十ｃｃ，然後用紗布過濾液體即可飲用。

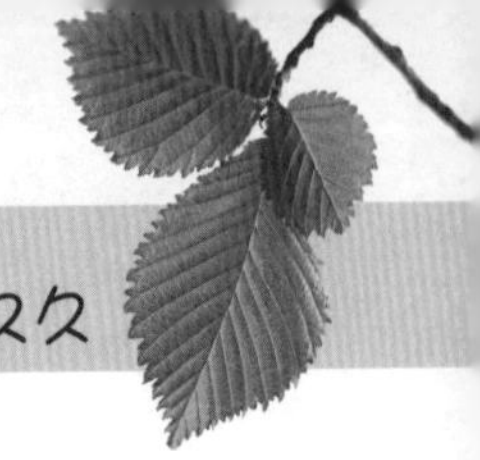

●咳嗽　橘子皮、乾薑和神麴同量，烤乾磨成粉，然後放三克在味噌湯中，即可飲用。

●腰痛　米酒或高梁酒五百ｃｃ、橘子的種子五十克和杜仲五十克做成藥酒，並放在瓶中保存一個星期，早晚飲用十ｃｃ。

●口臭　新鮮的橘子皮煮來飲用。

桃子

性＝溫　味＝甘酸

桃子成分包括蛋白質、脂肪、醣類、粗纖維、灰分、鈣、磷、鐵、胡蘿蔔素、維他命B_1、B_2、C、菸酸。也含蘋果酸、檸檬酸等有機酸。

桃子能補氣，使血液循環良好，皮膚也不會粗糙，對慢性的微熱（睡時流汗）有效、桃仁可通便和止咳，對生理不順和不正常的出血也很有效，桃花可以消除水腫，桃葉可殺蟲，桃樹皮可治療泌尿器官的結石。

〈最有效的食用方法〉

●脫毛　桃仁三個、榧子三個和側柏葉二十克，加水成泥狀，然後放在鍋中煮，並加開水使之稀薄，而後用來洗頭。

- 尿呈白濁色、汗疹　桃葉十片壓榨成汁，加冰糖用熱開水沖泡，蓋好後即可飲用。
- 整腸、美容　桃子、乳酸菌飲料、蜂蜜榨汁飲用。
- 虛勞喘咳　桃子三個，削皮，加冰糖三十克，隔水燉爛後去核食用，每天一次。

蘋果

性＝涼　味＝甘

蘋果晉代陶弘景《名醫別錄》稱之為「奈」。又稱固濇藥，固濇就是不讓身體所需要的養分流出，如果白天容易流汗、遺精和下痢的人，可以食用蘋果。另外，蘋果在明朝時被認為是治療糖尿病的水果。

蘋果成分包括醣類、維他命A、B、C，還有鉀、磷、鐵、鈣、鋅、碘、果膠、膳食纖維、蛋白質、脂肪、檸檬酸、蘋果酸、油石酸、奎寧酸等。

蘋果為營養豐富的果類食物。有健胃、整腸的作用，又能止渴和降血壓，同

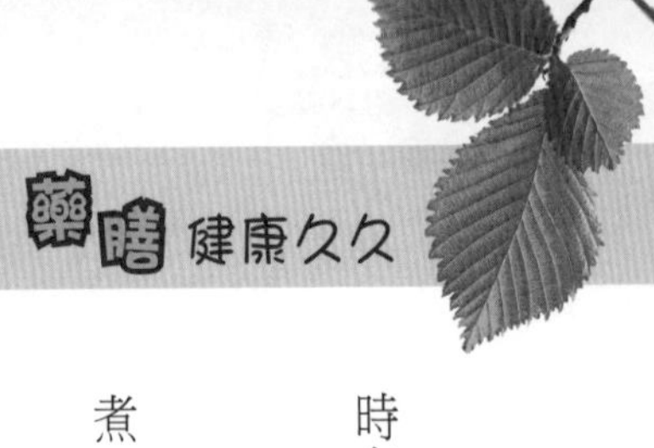

時有美容的效果。

〈最有效的食用方法〉

- 急性下痢　蘋果一個切好後，煮過食用。或是切好後和山藥二十克加水煮，煮好後即可食用。
- 遺精　切好的蘋果一個、山萸肉十克和水，水要浸滿食物，煮好後食用。
- 慢性下痢　水五百ｃｃ和蓮肉二十克，煮十分鐘，再放入糯米十克和切好的蘋果一個，用武火煮開後，再以文火煮二十分鐘，最後用武火煮開後關火，並蓋上鍋蓋五分鐘。
- 腎臟病　蘋果不削皮切片，吹乾後食用。
- 開胃健脾　蘋果切片和米共同煮成粥食用。
- 神經性結腸炎　蘋果乾粉十五克，空腹時溫水調服，一天二～三次。

第四章　能提高藥膳效果的中藥

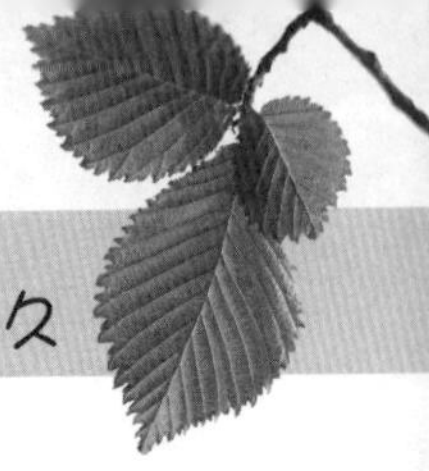

阿膠

性＝平　味＝甘

阿膠是用驢皮做成的。入肺、腎經。

早在秦代，就被認為是極具藥效之物，起初是用牛和馬的皮做成，結果發現驢皮較為有效，煮時所用的水最好使用山東省阿縣的阿井，經過最近的研究，阿井的水中含有大量的礦物質（鈣、鉀、鈉、鎂），呈微綠色。

本藥兩千年來一直是王侯的貢物，故又稱「貢膠」。

阿膠的做法相當麻煩，首先把黑色的驢皮放在鍋中煮一個星期，每天加水一次，而且必須是阿井的水，並要放好幾次的冰糖和紹興酒，使之濃縮，價值才高。最近也有很多用牛和馬的皮做成的阿膠，有一個方法可以鑑定何者是良品，把無臭味的阿膠折斷，在黑茶色中帶有一點黃色才是好的。

〈藥效〉

能養血，對產後貧血、生理障礙和肝病也很有效，又有美容的效果，每天早上三克加水服用。長久以來，一直被中國女性做為「內部的化粧法」，可是，動脈硬化的人不宜飲用。

茵陳蒿

性＝平　味＝苦

茵陳蒿是乾燥的菊花科河原艾草的幼苗。入肝、膽、脾經。

日本稱做綿茵陳，東漢神醫華佗已使用茵陳蒿來治療黃癆病（黃疸）。

〈藥效〉

茵陳作菜，要採嫩苗，老的藥用是茵陳蒿。茵陳蒿的藥效在現代科學中已被肯定，具有益膽、改善肝臟障礙和抗炎的作用。

在民間，如果遇到急性肝炎的流行時期，就會大量準備茵陳蒿和黑棗做成的稀飯來預防肝炎。採取茵陳蒿最好的時間是一月。

淫羊藿

性＝溫　味＝甘微辛

淫羊藿是乾燥的小蘗科穗咲錨草。入肝、腎經。

絲路地方有一種好淫的雄羊，一天能和一百匹的雌羊交配，根據調查的結

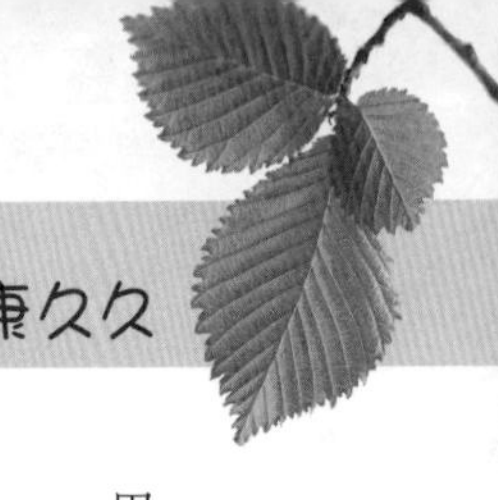

果，這種羊是吃了一種名為藿草的植物，故命名為淫羊藿。

〈藥效〉

根據現代醫學的研究，本藥能興奮性神經，促進精液的分泌，所以精力減退、遺精、頻尿和性能無能的人適宜食用，另外，對神經痛的人也有效。

如果是做為藥酒，就把淫羊藿五十克浸在米酒或高粱酒五百ｃｃ中，保存二星期後，早晚飲用二次（一次二十ｃｃ），但是，性興奮過急或是有糖尿病的人不要食用。

黃耆（黃芪）

性＝溫　味＝甘

黃耆是乾燥的豆科的根。入脾、肺經。

最早記載在《神農本草經》一書中，大概有兩千年的歷史，因本藥生在北方，故又名「北耆」。

〈藥效〉

黃耆有三種作用：一是促進呼吸機能，五百年前，元人利用它來製造玉屏風散處方，顧名思義，在體外做一個屏子把藥分散，現在的黃耆則是咳嗽和氣喘病的特效藥。

二、是增進食慾，提高消化機能，若是身體虛弱，也可以用來改善體質，效果很好。

三、想排尿，就使用曬乾的黃耆，想治療咳嗽，就和蜂蜜一起炒來吃，想提高消化機能，就和小麥殼一起炒。但是，發燒、便秘、微熱、口渴和出血的人，最好不要使用。

銀耳

性＝平　味＝甘

銀耳是白木耳科的白木耳。

木耳有白色和黑色兩種，黑色比較便宜，白色可做為補藥用，所以購買白木耳要到中藥店。

〈藥效〉

一般人多用黑色木耳，若是因痔瘡而出血過多或是貧血的人，可以使用木耳

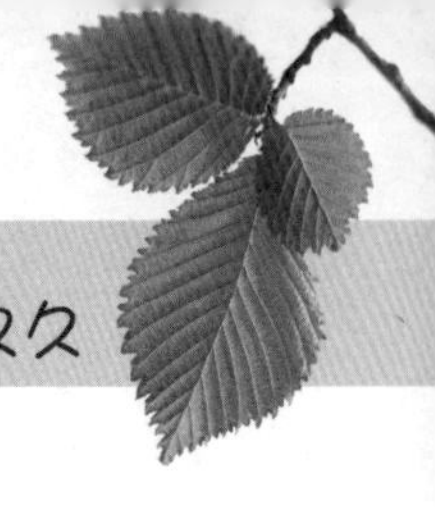

二十克、黑棗二十個和黑砂糖十五克一起煮，煮好即可食用。

白木耳就是所謂的銀耳，比黑木耳含有更豐富的植物性膠質，如果浸在水中，會膨脹二十倍，民間的習慣是銀耳和枸杞一起煮，聽說銀耳具有不老長壽的藥效，當然也具有和黑木耳同樣的藥效。

枸杞

性＝平　味＝甘

枸杞是乾燥的茄子科枸杞的成熟果實。入肝、腎經。

〈藥效〉

全部都可做為藥用，葉叫枸杞葉或天精草，果實就是枸杞，或稱天精子，具有清熱、止渴、祛風（治感冒）和明目（恢復視力），還可做為長壽不老的藥，大多數人都喜歡把枸杞浸在酒中做成藥酒。

枸杞，是一種補藥，對治療腎虛、遺精、性無能、精神和身體衰弱、視力減退、體重減輕、糖尿病和肺結核很有效。

一般人過了五十歲以後，精力會漸漸衰退，為了預防，可以每天食用枸杞

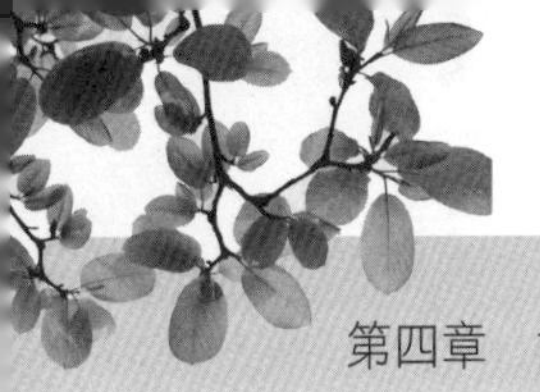

三～五克，或是加在稀飯或菜餚中。藥酒的做法是把枸杞一百克浸在五百克的酒中，二星期後才能飲用，胃腸虛弱的人，可加上二十克的人參。

芡　實

性＝平　味＝甘

芡實又名雞頭子，是乾燥的睡蓮科鬼蓮花的種子。入脾、腎經。

〈藥效〉

《神農本草經》列為上藥，具有益腎補脾和鎮靜收斂的效果，又能滋養、強壯，也是一種鎮痛藥，更能治療夜尿症、白帶、遺精、痛風和腰痠、膝蓋的關節痛。

民間常在食物中放入芡實，使得味道更為甜美。

※大小便不利者不宜用。

五味子

性＝溫　味＝酸

五味子是乾燥的目蓮科五味子的果實。入肺、腎經。

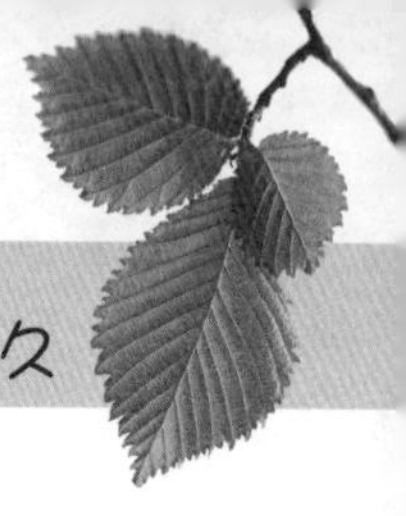

因為有酸、苦、甘、辛、鹹五種味道，故命名為五味子。效用依產地而有不同，品質最好的是產在中國的北方，不但果肉肥厚，味道濃，且有光芒。

〈藥效〉

有滋養強壯、止汗和止瀉的作用，對治療遺尿、遺精、失眠和精神不穩定很有效，也可做為補劑，但是遇到發燒或咳嗽要停止使用。

根據最近的研究報告，五味子還有降低血中GOT和GPT的作用，並能改善肝障礙。

※有表邪及實熱證者忌用。

柴胡

性＝寒　味＝苦

柴胡是乾燥的芹科柴胡的根。入肝、膽經。

以日本產的品質最好，較佳的是肥大，帶點潤濕且香味強烈的。

〈藥效〉

適宜腹痛、腹脹、易怒、精神不穩和幻想等患者，在中醫理論上，這些都是屬於肝病症狀，而經過現代醫學的研究，本藥的確能改善肝障礙，適合肝病患者。

柴胡的根中含有多種藥效，不但可以治療肝病，也有抗炎作用，對敏感、脂肪代謝及壓力也很有效，這些都可以從古代的處方中得到證明。

※陰虛內熱、肝腸上亢者忌用。

山楂子

性＝溫　味＝酸

山楂子是乾燥的薔薇科山渣子的果實。入脾、胃、肝經。

〈藥效〉

入胃後能增強酶的作用，有助消化機能和強胃，還可以使血液流通良好，對胸痛和腹痛也很有效。譬如，食用油質和肉類以後，服用山楂子，能夠幫助消化，產後食用也能消除腹痛。

根據現代醫學的研究，如果採用口服的方式，那麼本藥會使胃中的酵素分泌增加，也就是促進了消化，還可以擴張血管，使冠狀動脈的血流量增加。

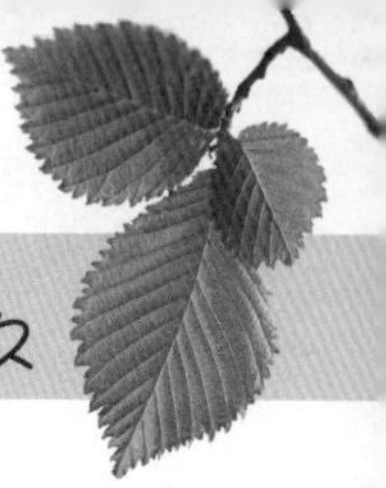

山茱萸

性＝微溫　味＝酸

山茱萸是乾燥的水木科山茱萸的果實，外殼要剝掉。

〈藥效〉

《本草綱目》中曾記載本藥能「強壯虛弱身體，增進精力，又能安五臟，通九竅（使體內的耳、鼻等九穴通順），而且能調整排尿量，長期服用，能使眼睛明亮，身體強壯，長生不老。」而另外，對強壯強精也很有效，尤其適合遺精、夢遺和性無能。

作藥膳材料使用時（外殼要剝掉），先準備二十粒浸在溫水十分鐘，待果實軟後，再蒸十五分鐘，每天食用較好。

山　藥

性＝微溫　味＝甘

山藥是乾燥的山薯科長芋的根莖，分野生和栽培兩種，作藥材要使用野生的比較好。入脾、胃經。

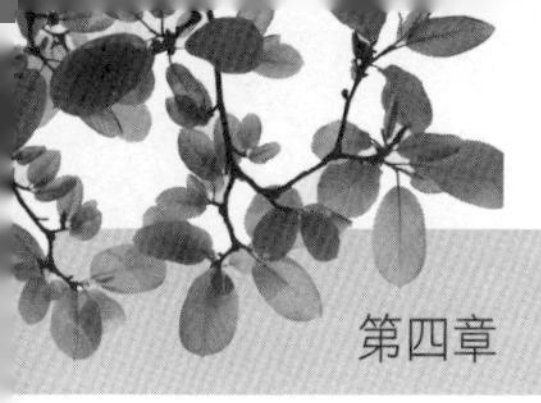

本藥在《山海經》中的記載，原名為「薯蕷」，後來因為避諱唐代皇帝的先祖的名字「蕷」，而改名為「山藥」。

〈藥效〉

李時珍在《本草綱目》中記載本藥能滋補胃腸虛弱和性機能，所以鼓勵人們食用山藥，明代的《藥品化義》也提到「山藥和普通的補藥不同之處在山藥是慢慢的補養，像老人的咳嗽，可以長期服用本藥和米、栗做成的稀飯。」

山藥粥中如果加上蛋黃，可以治療慢性下痢，如果加上半夏，可以治療嘔吐。由此可知，山藥的用途很多，但是，以白色的粉末比較好。

※山藥熱盛火熾、陰虛火旺、氣逆吐衄及癲狂者均忌用。

地　黃

・生地黃（乾地黃）

性＝寒　味＝甘

生地黃是乾燥的胡麻葉草科生地黃的塊狀根。

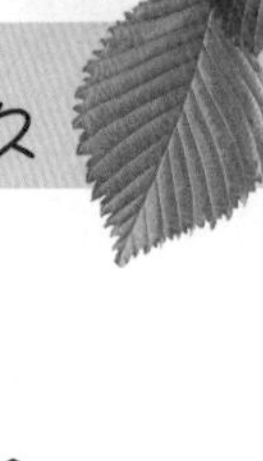

〈藥效〉

主要是用來治療和血液有關的各種疾病，譬如鼻出血和尿出血。身體如果過熱，血液循環就會加快，但太熱就會出血，生地黃不只可以止血，還可以涼血，八味地黃丸即是利用生地黃做為配藥的有名處方。

‧熟地黃

性＝溫　味＝甘

熟地黃是生地黃浸在酒中，用火蒸後，再拿去曬，這樣的過程要做九次，中國人稱做九地（藥名）。

〈藥效〉

生地黃性寒，加工後變成溫性，就是熟地黃，適合身體陽氣不足（體冷）的人，生理不順的人也可以用。

有名的六味地黃丸就是為了補陰（身體虛弱）而使用熟地黃所配製的藥，它可以治療老人虛弱所發生的疾病。

※脾虛有濕，腹滿便溏者忌用。

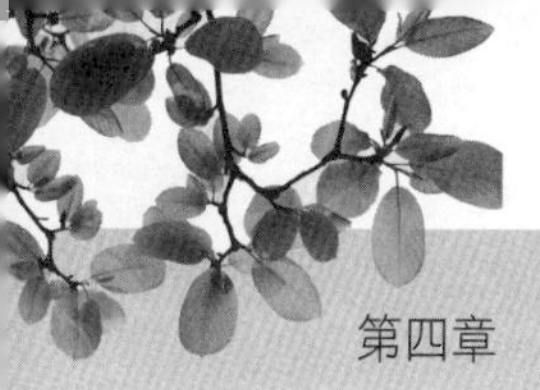

車前子

性＝寒　味＝甘

車前子是乾燥的大葉子科的車前子的成熟種子。入腎、膀胱經。

〈藥效〉

適用於口渴、咳嗽、手腳浮腫和小便困難等熱性症狀。

另外，對眼睛的疾病也很有效，所以治療老人的白內障，要使用車前子和枸杞，若是急性結膜炎則使用車前子和菊花。

車前子不能生食，要浸在鹽水裏，然後用紗布包起來，煮成湯。

車前子的葉稱車前草，可以食用，古時民間當作藥來使用，《華氏中藏經》和《名醫別錄》都有記載。

※無濕熱者不宜用。

丹　參

性＝微寒　味＝苦

丹參是乾燥的紫蘇科丹參的根。

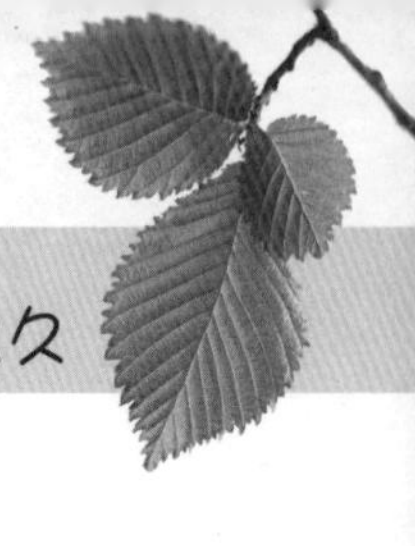

〈藥效〉

有促進血液循環的作用，對動脈硬化、心臟病、慢性肝炎和女性的生理障礙也很有效。

被稱做「婦女聖藥」的四物湯，如文字所表示的，除了當歸以外還有其他三種中藥，對婦女產前產後的疾病或有關血液的疾病很有效，丹參和四物湯有著相同的作用，在《神農本草經》中列為上藥，在《名醫別錄》中又名「赤參」，因為根部呈紅色。

煮的時間較久後，苦味會消失，這時可和糯米、黑砂糖煮成稀飯，對動脈硬化和慢性肝炎非常有效。

※丹參反藜蘆。

人參

性＝微寒　味＝苦

人參是乾燥的五加科人參的根。入脾、肺經。

古時稱「神藥」，因具有起死回生的作用，明代《本草綱目》中有六十七種處方介紹人參，另外，與人參有關的書也很多，如《人參傳》、《人參考》、《人參譜》等。

購買人參要注意的是，無論是本土的或韓國的都可以，根和莖中間的部分要丟掉，只要使用根的本體，根的頭稱「呂」，有毒，食用後會嘔吐。

〈藥效〉

根據最近的研究報告，人參有興奮神經中樞和降低血糖的作用，還能促進分泌陰士林，及增進膽固醇的代謝，抵抗壓力，並增進男性荷爾蒙的分泌，抑止血液凝固，抵抗潰瘍，加強免疫力。

服用以後，如果手腳發熱或心神不定，就要馬上停止，特別是發高燒、出血和高血壓的人要慎重使用。

處方中如果有人參，要先把人參煮二十～三十分鐘（使用鐵製的鍋）在食用人參的期間，不要飲用咖啡或紅茶，吃蘿蔔，以免影響藥力。

※胃腸有實邪，無氣虛證者忌用。

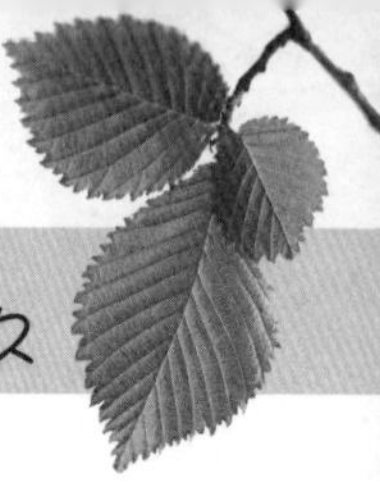

三七

性＝溫　味＝甘

三七是乾燥的五加科三七的根。三七本名山漆，謂其能合金瘡，如漆黏物。栽培本藥並不容易，播種後要經過三年至七年才能夠收穫，所以命名為三七，以中國雲南文山所出產的最好，又名「金不換」，意思就是用金子交換也不願意。

李時珍說：「三七生長在廣西南丹諸州番峒深山中，採根曝乾，黃黑色團結者，狀似白及；長者如老乾地黃，有節。味微甘而苦，頗似人參之味。」

〈藥效〉

對止血、去痰、消腫和止痛有效，還能治療吐血、鼻塞、血便、血尿、子宮出血和打傷，及增加血小板，有止血的作用。

天麻

性＝微溫味＝甘

天麻乾燥的蘭科寄生植物鬼稜草的根莖。

天麻，在三國時的《吳晉本草》中稱為「神草」，南北朝時，才以「天麻」一名見於《開寶本草》，本意是「天所植之麻，也是仙人所植，發芽於深山之中，凡人所植之麻不能稱作天麻」。

〈藥效〉

高血壓病人往往發生中風、精神不安、頭痛和關節炎等症狀，這些都可以使用天麻來治療。先蒸好天麻，蒸好後切片和魚肉一起食用，或是磨成粉，每天服用二克。

當歸

性＝溫　味＝甘

當歸是乾燥的芹科當歸的根。入心、肝、脾經。

本藥為「生理藥的王牌」，也是「婦女之友」，是女性不可缺少的藥。

〈藥效〉

當歸依其部位可分歸頭、歸身和歸尾三部分，歸頭適用於出血過多，歸身可補血，歸尾可治療瘀血，因加工的方法不同，性能也有所不同，譬如放在酒中能

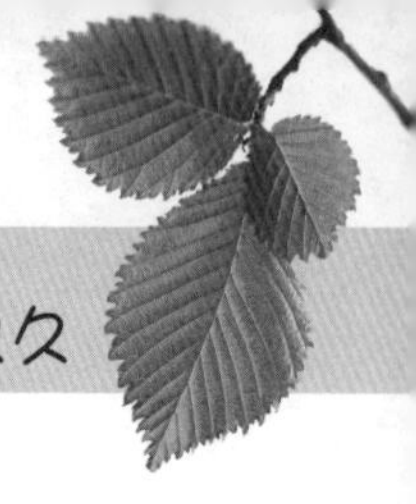

補血，使血液循環良好，浸在醋中有止血的作用，埋在土中對因出血而引起的下痢或食慾不振有效。

最近，發明一種當歸的注射劑、錠劑和膏劑，但是仍然無法和古時的使用方法相抗衡。

根據最近的科學研究，當歸有鎮痛、解熱、降血壓、擴張末梢血管、抑制血液凝固、抗炎、消腫和免疫等作用，效用非常豐富。

黨參

性＝微溫　味＝甘

黨參是乾燥的桔梗科目陰蔓人參的根。

〈藥效〉

為人參的弟弟，除了緊急的時候以外，都可以用黨參代替人參，例如，內臟下垂、子宮下垂和胃腸機能衰弱，都可以食用補中益氣湯，在藥書中是以人參作藥材，但是，也可以用三倍量的黨參代替。

另外，當參和黃耆做成的稀飯，有滋補益氣的作用。

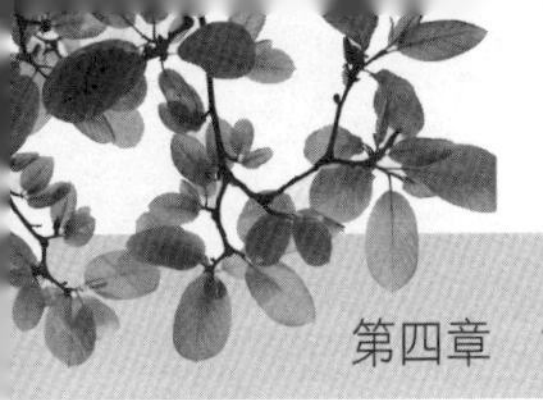

最近的研究顯示，黨參尚有強壯、補血和降血壓的作用。

菟絲子

性＝平　味＝辛

菟絲子是乾燥的旋花的成熟種子。入肝、腎經。

菟絲子可供藥用，分布於東亞、南亞至澳洲。《神農本草經》把本藥列為上藥，晉朝的《抱朴子》也提到本藥能「治腰膝痠痛和去風濕，並使眼睛明亮，長期服用以後，皮膚會光滑，老人會變得年輕。」

〈藥效〉

治療肝腎機能衰退、性無能、遺精、精子數量減少和精子活動衰退，對糖尿病也很有效，更是治療不孕症處方的主藥。

杜仲

性＝溫　味＝甘

杜仲是乾燥的杜仲科杜仲的樹皮。入肝、腎經。

《本草綱目》記載，古時有一名杜仲的老人煮樹皮來喝，身體因此變得很強

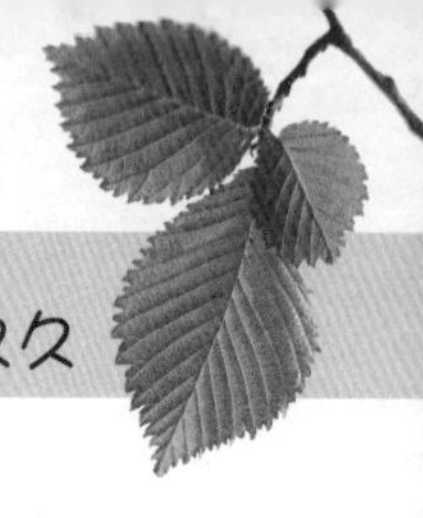

壯，又《神農本草經》也列本藥為上藥。

〈藥效〉

能促進性機能，適用於腳腰疼痛、身體痠痛、無力和血壓降下的人，日本人習慣生食，最好是依照藥書，融於開水後加上食鹽，不但方法容易，對腎也好，效果比較高，中國人就是這樣加工做成處方的。

本藥一般都是做為強壯強精之用，所以多做成杜仲酒，做法是杜仲五十克浸在三十五度的酒中，蒸好後保存一個星期，每天喝五cc。

肉蓯蓉

性＝溫　味＝甘

肉蓯蓉是乾燥的濱空穗科蓯蓉的肉質莖。入腎、大腸經。

《神農本草經》把本藥列為上藥，又稱做「沙漠人參」，因住在沙漠中的人，用火炒後食用。

〈藥效〉

由於含有豐富的脂肪，能潤腸，對老人的便秘很有效。

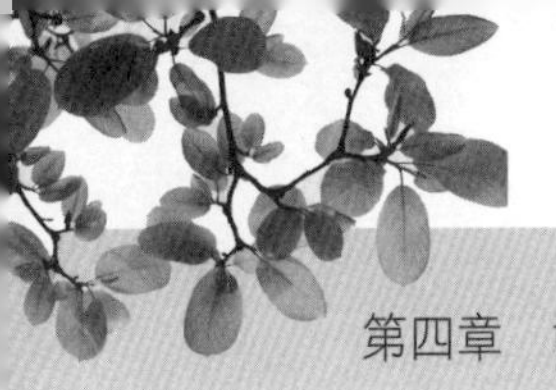

老人便祕，如果食用強烈的瀉劑，馬上就會下痢，因為老人的腸不濕潤，因此要用肉蓯蓉來治療。

《本草綱目》對肉蓯蓉的說明是「蓯蓉具有緩和的作用」，是一種很好用的藥，如果精力減退，長期服用本藥和羊肉，可以溫暖身體，效果很好。

※有實熱或虛火者不宜用。

馬齒莧

性＝寒　味＝酸

馬齒莧是乾燥的馬齒莧科馬齒莧的草。入胃、大腸經。

《本草綱目》李時珍說：「本草因葉的構造像馬的牙齒一樣的並列，性質又滑利，跟莧的植物相似，故命名馬齒莧。」

〈藥效〉

民間一向當作蔬菜來食用，有清熱、解毒和整腸的作用，也適用於下痢、排尿困難、白帶和痔瘡。罹患慢性下痢的人，可以每天食用加有馬齒莧的水餃或饅頭，浮腫可用手揉一揉生的馬齒莧，揉好後敷在患部，浮腫就會消失。

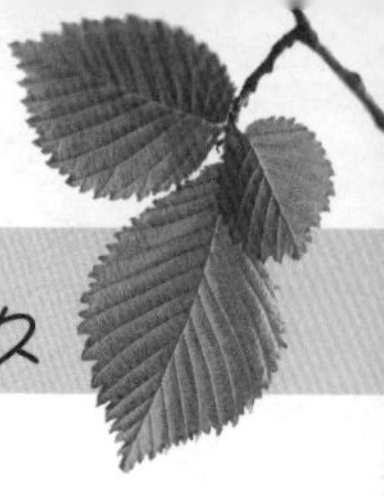

半夏

性＝溫　味＝辛

半夏是乾燥里芋科半夏的根莖。入脾、胃經。半夏的毒性很強，一定要先加工，用生薑加工的稱薑半夏，用明礬水加工的稱清半夏。

〈藥效〉

主要是排除多餘的水分，並鎮壓嘔吐，古時的二陳湯即是治療以上的症狀，它主要是用半夏、陳皮做成的處方，可以做成湯或稀飯，使用半夏做成的漢方很多，大部分都是治療胃腸或是呼吸器官的疾病。

※血證、陰虛血少、津液不足及孕婦均忌用。

白朮

性＝溫　味＝甘

白朮是乾燥的菊花科朮的根莖。入脾、胃經。

〈藥效〉

能增加胃腸的作用，是治療慢性下痢所不可缺少的，也是八珍湯、人參養榮

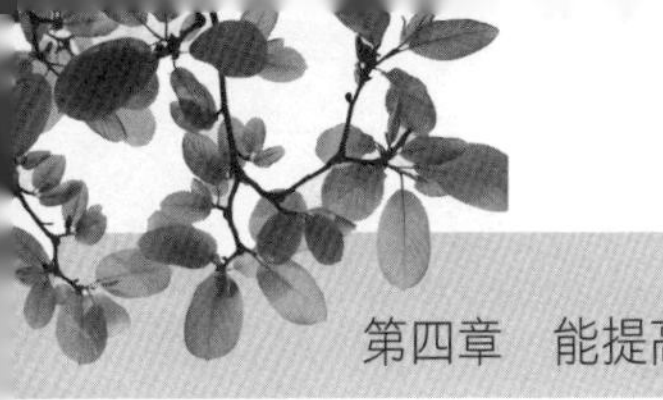

湯和胃風湯中的藥材，能排除身體多餘的水分，並可控制食慾，有減肥的作用。

生白朮（乾燥）不能食，因為含有的脂肪會刺激胃腸產生嘔吐，所以要和泥土、小麥殼一起炒，藉以吸收油分。

※白朮燥濕傷陰，只適用於中焦有濕之症，脾胃陰症、濕熱吐瀉者慎用。

茯苓　　性＝平　味＝甘

茯苓是，芝栖科茯苓的菌核切成圓狀。入心、脾、腎經。

《淮南子》中曾有這樣的記載：「千年之松，下有茯苓。」《神農本草經》把本藥列為上藥，並表示：「如果長期服用，可以安定精神，長生不老。」所以歷代的醫生常常使用本藥。

〈藥效〉

安定神經，使消化機能順利，並排出體內的水毒，又因性能緩和，煮成稀飯可滋補身體，用法非常容易。清朝有一食醫因做茯苓糕而得到慈禧太后的賞賜，現在有茯苓糖和茯苓蛋糕，同樣受到很多人的歡迎。

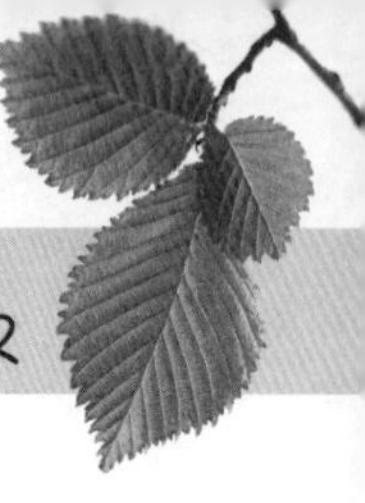

現代醫學認為茯苓能防止胃潰瘍，並有降低血糖、制止血液凝固和免疫的作用。

附子

性＝大熱　味＝大辛

附子是加工過的金鳳花科烏頭花的側根。入心、脾、腎經。側根稱附主，並根稱烏頭，加工的理由是因為有劇毒，未加工的生附子絕對不能使用。

〈藥效〉

屬熱性的藥，適用於怕冷、手腳寒冷、腰痛和關節發炎，但是，身體強壯的人不適宜。

和肉桂並稱桂附，和羊肉一起使用的用途很多。

根據最近的科學研究，附子有鎮痛、強心、擴張血管、抗炎、抗壓力和治療潰瘍的作用。

※陰虛內熱、諸火熱證及孕婦忌用。

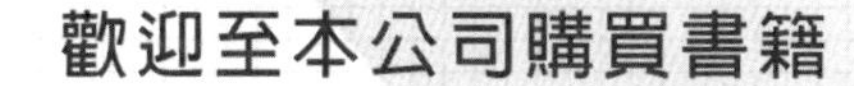

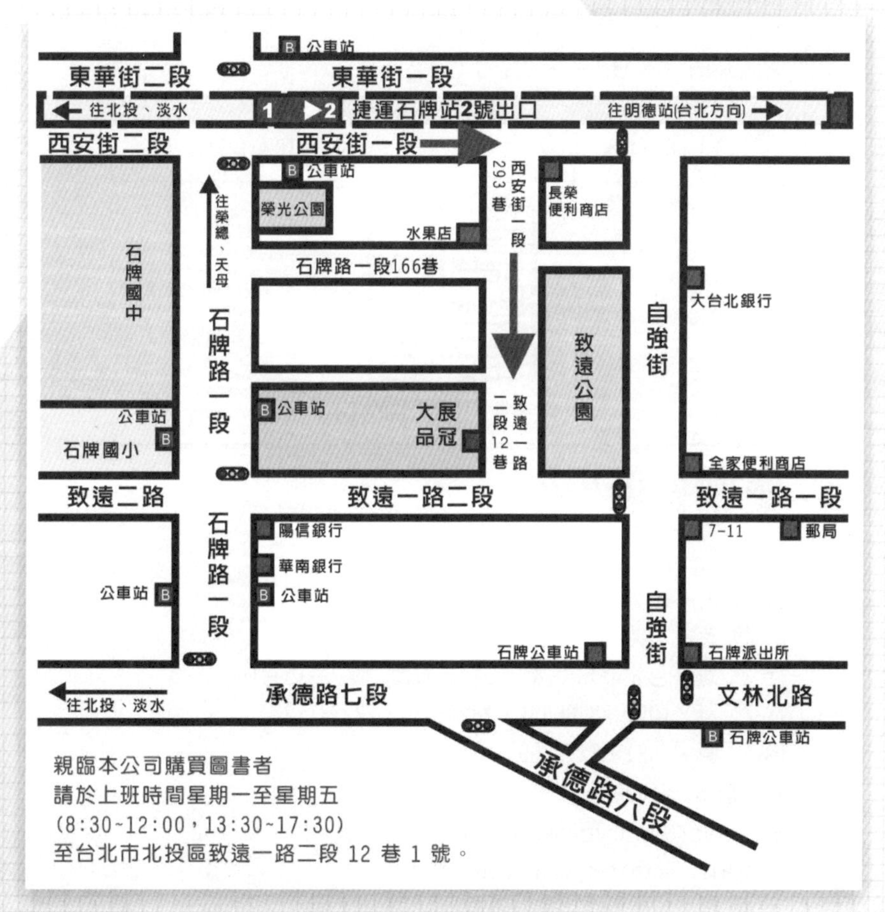

建議路線

1.搭乘捷運・公車

淡水線石牌站下車，由石牌捷運站2號出口出站(出站後靠右邊)，沿著捷運高架往台北方向走(往明德站方向)，其街名為西安街，約走100公尺(勿超過紅綠燈)，由西安街一段293巷進來(巷口有一公車站牌，站名為自強街口)，本公司位於致遠公園對面。搭公車者請於石牌站(石牌派出所)下車，走進自強街，遇致遠路口左轉，右手邊第一條巷子即為本社位置。

2.自行開車或騎車

由承德路接石牌路，看到陽信銀行右轉，此條即為致遠一路二段，在遇到自強街(紅綠燈)前的巷子(致遠公園)左轉，即可看到本公司招牌。

國家圖書館出版品預行編目資料

藥膳健康久久／柳達桀 主編
－初版－臺北市，大展，2012[民101.12]
面；21公分－（健康加油站；49）
ISBN 978-957-468-916-3（平裝）
1.食療 2.藥膳
413.98 101020425

藥膳健康久久

主編者／柳　達　桀
發行人／蔡　森　明
出版者／大展出版社有限公司
社　址／台北市北投區（石牌）致遠一路2段12巷1號
電　話／(02) 28236031・28236033・28233123
傳　真／(02) 28272069
郵政劃撥／01669551
網　址／www.dah-jaan.com.tw
E-mail／service@dah-jaan.com.tw
登記證／局版臺業字第2171號
承印者／傳興印刷有限公司
裝　訂／建鑫裝訂有限公司
排版者／千兵企業有限公司
初版1刷／2012年（民101年）12 月

定　價／250 元

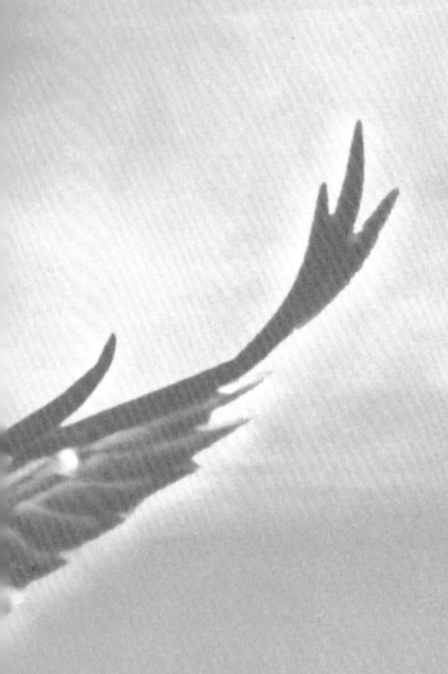

大展好書　好書大展

品嘗好書　冠群可期

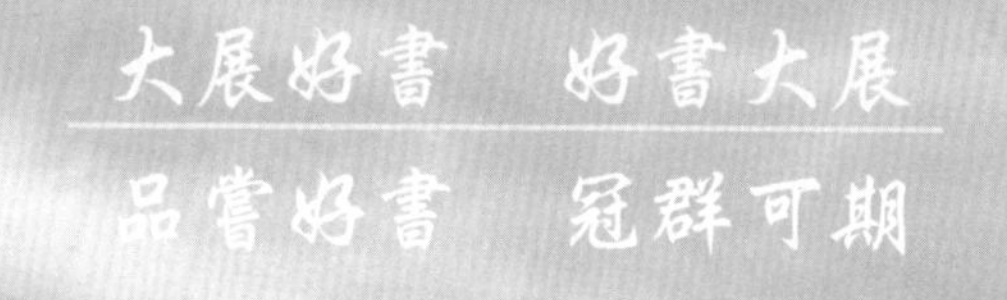
大展好書　好書大展
品嘗好書　冠群可期

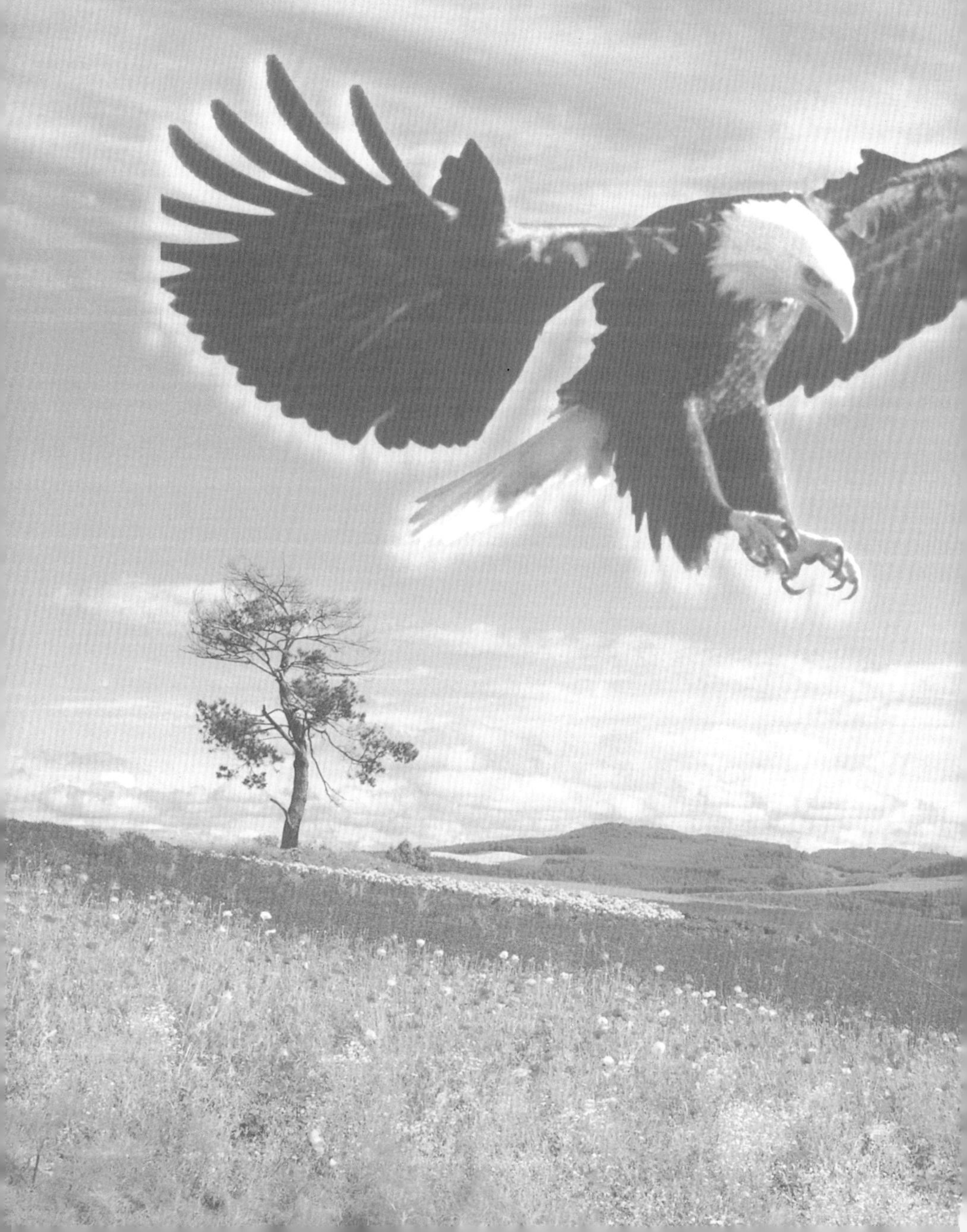